AF588808

THÉATRE ANCIEN

T 21
534

THÉATRE ANCIEN

RF

RÉSUMÉ HISTORIQUE D'ARCHITECTURE
APERÇU DE L'HISTOIRE ET DE LA LITTÉRATURE DRAMATIQUE
REPRÉSENTATIONS SCÉNIQUES
CONSIDÉRÉES DANS LEURS RAPPORTS AVEC L'HYGIÈNE

PAR

LE DOCTEUR CHOQUET

PARIS
TRESSE ET STOCK, ÉDITEURS
8, 9, 10 ET 11, GALERIE DU THÉATRE-FRANÇAIS
(Palais-Royal)
1887

PRÉFACE

En commençant le travail dont nous publions aujourd'hui la première partie, nous avions pour unique objectif : l'étude de l'hygiène professionnelle des artistes dramatiques.

Nous n'avons point tardé à reconnaître la longueur et les difficultés du chemin où nous nous étions engagé, mais des aperçus si séduisants se sont présentés sur la route, que la pensée de renoncer à notre entreprise ne nous est pas venue un seul instant.

Le comédien et le spectateur nous ont semblé, tout d'abord, constituer deux êtres pour ainsi dire inséparables, s'influençant à un tel degré qu'il n'était point possible de juger le premier sans connaître exactement le second. C'est alors que nous nous sommes vu forcé d'élargir le cadre précédemment tracé afin d'y introduire à la fois l'auditeur et l'interprète des pièces de théâtre ; ce qui nous entraîna naturellement à parler de l'architecture des salles de spectacle, et de la littérature dramatique.

La première de ces questions nous conduisit à son tour à l'examen descriptif des représentations scéniques, et la

Enfin, après un chapitre spécialement consacré à l'hygiène des comédiens et des chanteurs, ce travail se terminera par une septième et dernière partie ayant trait aux prescriptions sanitaires relatives aux spectateurs.

Qu'il nous soit permis d'adresser ici nos plus vifs remerciements, à toutes les personnes qui nous ont prêté leur obligeant concours, et particulièrement à notre ami, M. le docteur Coupard, le savant laryngologiste de l'hôpital Péreire.

THÉATRE ANCIEN

RÉSUMÉ HISTORIQUE D'ARCHITECTURE

Les représentations scéniques, à l'origine, eurent lieu dans les bois et dans les carrefours des villes. Ce ne fut que 540 ans, environ, avant notre ère, que les Grecs affectèrent des emplacements spéciaux à cette destination, profitant en général d'une déclivité du terrain ou d'une pente de colline, pour tailler en cet endroit des gradins destinés aux spectateurs (1).

Le premier théâtre de bois fut vraisemblablement celui de Bacchus, édifié à Athènes; il s'écroula un beau jour sous la foule trop nombreuse des assistants, et fut reconstruit par Philon, sous le règne de Périclès; cet édifice servit de modèle aux architectes de l'époque pour la construction de leurs salles de représentation.

Le théâtre grec offrait extérieurement l'aspect d'un vaste monument formé de deux ou trois rangs de portiques superposés, et présentait à l'intérieur la disposition suivante: une première partie semi-circulaire comprenant le parterre

(1) Les théâtres de Taormine et de Syracuse furent construits dans ces conditions.

(conistra) et les gradins, était destinée aux spectateurs; différents paliers (diazoma, précinctiones) étaient régulièrement ménagés entre les gradins, de façon à faciliter le passage, et se trouvaient reliés entre eux par des degrés ; une galerie supérieure (cercys) (1) où venaient prendre place les spectatrices dominait toute la gradination et communiquait directement avec l'extérieur, au moyen de larges escaliers; la seconde partie comprenait l'orchestre, estrade carrée contiguë au parterre, surmontée elle-même d'une petite plate-forme (timélé) où les chœurs venaient se faire entendre, et le proscénium, emplacement où jouaient les acteurs.

A l'origine les théâtres grecs étaient à ciel découvert, mais plus tard une voile, étendue sur des cordages, attachés à cet effet au sommet des portiques et de la scène, permit aux spectateurs de se préserver des ardeurs du soleil et de s'abriter du vent et des orages (2).

Un rideau fermant la scène pendant les entr'actes s'élevait du plancher du proscénium, contrairement à l'usage moderne, et laissait apercevoir le plus souvent, sur ses côtés, la campagne environnante.

Rome, après son triomphe sur la Grèce, s'inspirant des goûts artistiques de cette nation, construisit ses théâtres à l'imitation de ceux d'Athènes, et ajouta à leur confort et à leur luxe. Les dimensions des théâtres augmentèrent, les gradins couverts de dalles devinrent plus nombreux et plus spacieux, une muraille ferma la scène en arrière, et derrière cette cloison une vaste pièce (postscénium) fut construite pour les apprêts et la toilette des acteurs.

(1) Il importe d'observer que cette galerie supérieure n'est pas commune à tous les théâtres grecs, et semble manquer au contraire dans les théâtres les plus anciens.

(2) On cite toutefois le théâtre de Regillus, situé près du temple de Thésée, comme possédant un toit magnifique avec charpente en cèdre.

Avant Pompée, qui fit élever à Rome, l'an 699 de sa fondation, un vaste théâtre de pierre et de marbre donnant place à quarante mille spectateurs, les édifices latins destinés aux représentations scéniques étaient pour la plupart construits en bois fort grossiers; Lucius Mummus, le premier, les orna des dépouilles artistiques rapportées de Corinthe. Plus tard, Scaurus, gendre de Sylla, bâtit un théâtre qui pouvait contenir jusqu'à quatre-vingt mille spectateurs et dont l'ornementation ne comportait pas moins de trois mille statues de bronze et trois cent cinquante colonnes de marbre et de bois précieux. Curion éleva un monument formant arène, mais charpenté de telle façon qu'il était possible de le diviser, à volonté, en deux parties, tournant sur pivots, avec les spectateurs, et faisant l'office de deux théâtres séparés. Sous le règne d'Auguste, le goût pour les spectacles se développa considérablement et l'on vit s'élever de tous côtés, à Rome et dans les provinces, de nombreux théâtres rivalisant en richesse et en étendue.

Les ruines de quelques-uns de ces monuments existent encore, et l'examen de leur disposition générale permet de les diviser en trois groupes principaux : 1° les théâtres grecs; 2° les théâtres romains; 3° les théâtres participant des deux genres.

Dans le théâtre grec, l'hémicycle réservé aux spectateurs était isolé de la scène, un espace libre existait entre les deux parties, ou bien un simple mur les reliait entre elles et la porte percée à son centre permettait l'accès direct dans l'orchestre.

Le point central de la partie semi-circulaire du monument était plus écarté de la cloison soutenant l'estrade scénique (pulpitum), qu'il ne le fut dans le théâtre romain. Cette disposition particulière, qui avait pour résultat la plus grande profondeur de l'orchestre, était motivée par la nature du spectacle en honneur chez la population hellénique (1).

La réunion sans discontinuité de l'hémicycle avec la portion rectangulaire de l'édifice, et la plus grande étendue de la scène constituaient les caractères principaux du théâtre romain.

Quant au troisième groupe, il comprenait des édifices qui, tantôt présentaient simultanément la scène restreinte des théâtres grecs, et la réunion caractéristique des deux portions monumentales des théâtres romains, tantôt offraient au contraire l'union intime de ces deux parties coïncidant avec la plus grande étendue de la scène (2).

L'occupation des Gaules par les Romains nous a légué, plus ou moins bien conservés, les restes des théâtres d'Autun, de Lyon, d'Antibes, de Fréjus, de Cahors, de Mandes, de Néris, d'Arcines, de Champlieu, d'Arles, d'Orange, de Sanxay, etc.

La corruption des mœurs du bas empire eut pour résultat de détourner insensiblement les spectateurs du théâtre, et de leur offrir en échange les divertissements grossiers et cruels des amphithéâtres; aussi la construction de ces derniers édifices prit-elle de jour en jour plus d'importance, alors que celle des théâtres était peu à peu délaissée.

Les nombreuses invasions des barbares n'étaient point faites pour adoucir les mœurs de cette époque; l'empire se démembra, et avec lui disparurent les dernières traces de cette civilisation que les Romains avaient apportée dans toute l'étendue du territoire où flottaient les étendards de

(1) Les tragédies avec chœurs.

(2) Parmi les ruines des théâtres anciens, nous citerons celles de : Megalopolis, de Castello Rosso (île de Cystène), de Sparte, d'Éphèse, d'Alabanda, de Smyrne, de Hierapolis, d'Æzani, d'Agrigente, de Syracuse, de Taormine, de Catane, de Férente, d'Herculanum, de Pompéï, etc.

leurs légions. Une nouvelle société surgit, et le Christianisme, qui persécuté tout d'abord, servait, sous les Néron, Caligula, et autres tyrans, à l'alimentation des jeux sanguinaires des cirques, parvint, grâce à la pureté de sa morale et à l'énergique ardeur de ses adeptes, à prendre un rôle prépondérateur dans l'état social. C'est par cette nouvelle religion que fut conservée la tradition du théâtre; églises et monastères devinrent de véritables salles où la littérature scénique, sous forme de chœurs religieux et de mystères, trouva le moyen de se produire.

Cet état de choses dura pendant toute la période du moyen âge; ce ne fut guère qu'au XVIe siècle que des architectes italiens commencèrent à construire de nouveaux théâtres, tels que ceux de Farnèse, de Parme et de Vicence, s'inspirant des traditions de l'architecture antique. Or, il arriva que ces édifices ne convinrent plus aux exigences de l'époque; les salles furent couvertes, les gradins furent remplacés par des rangs de loges et des balcons, et la profondeur de la scène fut augmentée, afin de favoriser la décoration; cette disposition générale a été conservée jusqu'à nos jours.

En France, l'un des principaux théâtres de cette époque fut celui que Richelieu fit construire au Palais-Royal et ouvrir le 14 mars 1639, pour la représentation de *Mirame;* cette salle ne devint publique qu'en 1661, lorsque Louis XIV l'accorda à la troupe de Molière.

Le grand roi d'ailleurs, eut son théâtre particulier aux Tuileries; la salle construite par Gaspard Vigarani occupait toute la largeur du pavillon de Marsan et passait pour être la plus grande de l'Europe, après celle de Parme toutefois.

Le XVIIIe siècle vit s'élever successivement dans Paris le théâtre des Délassements-Comiques, construit sur le boulevard du Temple en 1763 (1), celui de l'Odéon, bâti par les architectes Peyre et de Wailly, sur les terrains provenant des dépendances de l'hôtel de Condé (2), le théâtre Nicolet (3), l'Ambigu-Comique (4), le théâtre Beaujolais (5), etc., etc.

(1) Ce théâtre fut détruit par un incendie vingt-quatre ans plus tard.
(2) L'Odéon incendié le 18 mars 1799.
(3) Situé boulevard du Temple, ancien théâtre de la Gaîté.
(4) Incendié en 1827.
(5) Désigné tour à tour sous la dénomination de théâtre Montansier, théâtre de la Montagne.

APERÇU DE L'HISTOIRE DE LA LITTÉRATURE DRAMATIQUE

La légende rapporte qu'Icarius, l'introducteur en Grèce de la culture de la vigne, trouvant un jour un bouc en train de saccager ses raisins, tua cet animal et le donna à ses ouvriers qui dansèrent autour en chantant des chœurs rithmés qui prirent le nom de dithyrambiques.

Ce divertissement devint alors l'accompagnement traditionnel des vendanges, et la scène improvisée pour la circonstance prit le nom de tragodos, ou chant sur le bouc.

Le Sicyonien Epigènes imagina d'interrompre par un dialogue ces chœurs et ces danses, et Thespis (1) perfectionna l'innovation.

Barbouillé de lie, couvert de lierre et de pampres, monté sur une sorte d'estrade roulante, il se mit à parcourir les bourgades, en compagnie de quelques gais vendangeurs, et déclama les pièces composées pour la circonstance. Les succès obtenus l'encouragèrent à traiter d'autres sujets que ceux que lui avaient fournis jusque-là les aventures de Bacchus ; mais cette modification apportée à la coutume primitive froissa la susceptibilité du public et Solon interdit au poète la représentation de ses tragédies.

Seize ans plus tard, Phrynicus se risqua à produire de

(1) Sans vouloir atténuer la part légitime qui revient à Thespis dans la création de la tragédie, il convient toutefois de remarquer qu'antérieurement à ses représentations, des chanteurs nommés rhapsodes parcouraient la Grèce, en récitant au son de la lyre, les épopées d'Homère, et luttaient d'habileté dans les concours organisés à l'occasion des fêtes publiques.

nouveaux poëmes tragiques dans lesquels il s'efforça d'élargir le rôle de l'interlocuteur et d'associer plus intimement le chœur à l'action exposée.

Phrynicus trouva des imitateurs parmi ses contemporains ; Alcée fut l'auteur de tragédies qui eurent un grand succès et Chœribus composa à lui seul cent cinquante pièces dont un certain nombre furent couronnées, on prétend même qu'il eut le premier l'idée de décorer la scène et d'approprier le costume de l'acteur à son rôle.

Enfin parut Eschyle (1) qui, dégageant la tragédie de son enveloppe lyrique, développa le cadre du sujet de la pièce, adjoignit un, puis deux acteurs, au personnage principal, réduisit l'importance des chœurs et créa tout le matériel scénique. Avec Eschyle la littérature dramatique entra dans une voie nouvelle ; les Sept chefs de Thèbes, Agamemnon, les Choéphores, les Euménides (2), Prométhée enchaîné, les Suppliantes, les Perses, sont autant de chefs-d'œuvre qui, par la vigueur de leur conception, dénotent le mâle caractère de leur auteur et nous font regretter la perte des drames dus au

(1) Eschyle était né la dernière année de la 63e olympiade au dême d'Eleusis, en Afrique, et à l'exemple de son père Euphorion, avait embrassé les dogmes de Pythagore. La légende rapporte que tout jeune encore, s'étant endormi un soir auprès d'une vigne, Bacchus lui était apparu en songe et l'avait engagé à composer des tragédies. Poète et guerrier tout à la fois, il avait à trente ans, vaincu le dorien Pratinus au concours dramatique, et cinq ans plus tard avait été blessé en combattant à la bataille de Marathon. Par malheur, sa dévotion pour Bacchus l'entraînait à quelques écarts de tempérance, et si le vin eut la propriété d'échauffer sa verve dramatique, il est vraisemblable qu'il eut aussi pour conséquence de lui faire commettre certaines indiscrétions touchant les mystères de Cérès. Les Athéniens le traduisirent pour ce fait devant l'aréopage et il eût été infailliblement condamné, sans l'éloquente défense de son jeune frère Amquius, qui se levant tout à coup, découvrit devant les juges un bras mutilé au service de la République et peignit avec tant de chaleur les exploits d'Eschyle qu'il parvint à en obtenir l'acquittement.

(2) On sait que le chœur des Euménides, acharnées au châtiment d'Oreste, produisait un tel effet sur le public, qu'il arriva que des femmes grosses avortèrent pendant la représentation.

même génie et dont l'histoire ne nous a légué que des fragments, voire même de simples citations (1).

Sophocle, suivant le chemin qui lui avait été tracé par Eschyle, éleva l'art dramatique à son plus haut degré de perfection. Ajax, les Trachiniennes, Electre, Antigone, Philoctète, Œdipe-Roi, Œdipe à Colonne, sont les seules œuvres qui nous restent des nombreuses tragédies de ce grand poète.

Sophocle, qui possédait à la fois l'intelligence, la beauté et la fortune, avait été choisi dans sa jeunesse pour conduire les chœurs des jeunes gens qui célébraient l'anniversaire de la bataille de Salamine, mais l'imperfection de sa voix l'empêcha de monter lui-même sur la scène, une seule fois cependant il fit exception à cette règle et parut dans le rôle de l'aveugle Thamiris (2).

Après Sophocle parut Euripide; inférieur, au point de vue de l'élévation des idées, aux deux grands tragiques qui l'avaient précédé, il leur fut cependant supérieur sous le rapport de l'esprit philosophique imprimé à ses œuvres.

Elevé pour faire un athlète, il avait abandonné de bonne heure cette carrière, afin d'étudier la rhétorique avec Prodius et la philosophie avec Anaxagore; ces études devaient nécessairement exercer leur influence sur la confection de ses pièces; ses tragédies accusent en effet une connaissance profonde du cœur humain et un talent inimitable dans l'art d'émouvoir (3).

(1) L'apparition de Sophocle et les lauriers que lui valut sa tragédie de Triptolème, excitèrent la jalousie du vieux poète qui se retira en Sicile, et y mourut à l'âge de 69 ans.

(2) Les succès obtenus par ses œuvres dramatiques ne firent point oublier à Sophocle ses devoirs envers la patrie : à l'exemple de Thémistocle, de Périclès et de Thucydide, il remplit les fonctions de général d'armée et mourut à 92 ans comblé de gloire et d'estime.

(3) On lui a reproché, avec raison, de passer parfois, sans transition, de la grandeur du style à la trivialité du langage, mais l'opinion unanime

Il ne nous est parvenu que dix-huit pièces tragiques d'Euripide, parmi lesquelles nous citerons : les Peliades, Hippolyte, les Phéniciennes, Oreste (1).

Nous avons vu la tragédie sortir des habitudes religieuses établies à l'occasion des fêtes de Bacchus et prendre, grâce à Eschyle, la première place parmi les productions scéniques, nous allons voir la comédie, issue de la même origine, conserver le caractère léger et satirique inspiré par les gais compagnons de Thespis, subir une transformation importante, grâce à l'influence d'Aristophane. Déjà, sous Pisistrate, Susarion avait donné à la comédie sa forme régulière ; Epicharme, Phormis, poètes siciliens, l'avaient suivi dans cette voie, et Cratès, après eux, avait placé l'art comique sur un théâtre plus décent ; mais il ne nous est resté des œuvres de ces auteurs que les quelques citations que nous ont transmises Athénée et Plutarque.

Aristophane surpassa tous ses devanciers par son talent ; il nous a laissé onze comédies où l'esprit et la gaîté semblent inépuisables ; il faut bien reconnaître cependant que la plus grande licence règne dans ses pièces (2).

Nous devons à cet auteur, les Nuées, les Grenouilles,

reconnaît sa haute compétence en matière de dialogue dont le mouvement et le ton sont toujours merveilleusement appropriés au caractère des personnages représentés.

(1) Réfugié dans les dernières années de sa vie à la cour d'Archéalus, roi de Macédoine, il aurait été, suivant les uns, dévoré par des chiens, et suivant les autres, assassiné par des femmes qui se vengèrent de l'outrage qu'il avait fait à leur sexe dans quelques-unes de ses pièces.

(2) Aristophane était né à Athènes; il commença à se faire connaître dans la quatrième année de la guerre du Péloponèse. Accusé par le démagogue Cléon, personnage considérable de la cité, de s'être indûment approprié le titre de citoyen d'Athènes, il se défendit devant ses juges par ces deux vers d'Homère : « *Ma mère dit qu'il est mon père, quant à moi, je n'en sais rien; car personne ne sait celui qui l'a engendré* ». Il se vengea de son accusateur dans sa comédie des Chevaliers, et se chargea lui-même du rôle de Cléon, rôle qu'aucun comédien n'osait remplir.

Lysistrate, les Chevaliers, les Acharniens, les Guêpes, les Oiseaux, la Paix, les Harangueuses, les Femmes à la fête de Cérès, et Plutus.

A l'inverse des tragiques, qui avaient imaginé des sujets destinés à développer les sentiments nobles du cœur humain, Aristophane s'appliqua à dévoiler et même à exagérer les vices et les ridicules de son temps, se conformant d'ailleurs aux traditions dramatiques et s'emparant des chœurs, de la danse et de toute la mise en scène tragique, pour donner la forme à ses comédies. Ce nouveau genre scénique, doté d'une liberté sans exemple, véritable institution démocratique, permettant au peuple, par la voix de ses comédiens, de manifester ses critiques et ses aspirations, subsista jusqu'au moment où Alcibiade, se trouvant fort maltraité dans une comédie d'Eupolis, défendit aux auteurs comiques de donner à leurs personnages le nom et les ridicules des hommes vivants.

La difficulté fut tournée au moyen des masques et des vêtements qui désignèrent suffisamment au public les personnalités mises en scène ; telle fut la comédie moyenne, qui offrit encore à Aristophane l'occasion d'exercer sa verve satirique, mais les magistrats finirent par interdire ces imitations individuelles, et assignèrent à la comédie le champ exclusif de la peinture générale des mœurs. C'est de cette époque que date la comédie nouvelle, qui prit, sous la plume de Ménandre, la forme qu'elle a conservée depuis (1).

On sait que les Romains, après la conquête de la Grèce, introduisirent dans leurs mœurs l'art théâtral hellénique,

(1) Malheureusement l'antiquité ne nous a laissé de ce poète que quelques fragments, cités par divers auteurs de son temps. Ménandre était, paraît-il, très spirituel et fort galant. Il se noya accidentellement dans le Pirée.

il convient cependant d'ajouter, que longtemps avant les guerres puniques, l'Italie possédait déjà ses représentations nationales. C'est dans l'élément sacerdotal qu'on retrouve encore ici l'origine du drame des Latins; les rites des Saliens, des frères Arvales, des Vestales, des Luperques, etc., etc., peuvent être considérés, en effet, comme l'enfantement de la tragédie latine.

D'un autre côté les chœurs et les exercices mimiques des Toscans, aussi bien que les atellanes des Campaniens (1) et la poésie fescennine des Sabins, semblent avoir donné naissance à la comédie de l'ancienne Italie.

La connaissance des chefs-d'œuvre représentés à Athènes ouvrit une nouvelle voie à la littérature dramatique des Romains. L'esprit de sincérité qui règne dans les tragédies d'Euripide convenait mieux au caractère logique et positif des Latins que le mysticisme d'Eschyle et le sentimentalisme de Sophocle. Quant aux œuvres d'Aristophane, elles eussent été absolument déplacées dans le gouvernement aristocratique de Rome, aussi ce grand comique ne trouva-t-il point d'imitateurs ; tandis que Ménandre servit de modèle aux Cécilius, Plaute et Térence.

Les pièces nationales des Romains prirent le nom de Togatæ, et celles imitées des Grecs, celui de Palliatæ, empruntant leur désignation aux vêtements portés par les acteurs.

L'an 391 de la fondation de Rome, ses habitants affligés par une peste, que les prières et les sacrifices n'avaient pu écarter, firent venir de Toscane, dans le but d'apaiser la

(1) L'atellane qui nous a légué la création du Polichinel napolitain, et celle de l'Arlequin, ne reçut une forme régulière que sous la plume de Pomponius et de Novius qui vivaient vers le septième siècle de la fondation de Rome.

fureur des dieux, des bateleurs dansant et chantant au son de la flûte.

La représentation scénique était ainsi introduite dans la cité latine; de jeunes Romains imitèrent ces bateleurs, perfectionnèrent ces exercices transformés en satires mélodieuses habilement réglées, et prirent le nom d'histrions (1).

A ce genre de spectacle, succédèrent les représentations dramatiques de Livius Andronicus (2). Des nombreuses compositions de ce poète, telles que : Achille, Adonis, les Centaures, etc., une quarantaine de vers nous sont seuls parvenus.

Après Livius Andronicus (3) parut Cneius Nævius, dont l'esprit d opposition provoqua l'emprisonnement et l'exil. Ce poète, auteur de Romulus, de Cladistium, d'Alceste, etc., ouvrages dont il ne nous reste que des fragments, mourut à Utique l'an 552 de la fondation de Rome (4).

La littérature dramatique latine entra dans une voie nouvelle avec Quintus Ennius, qui le premier assura en Italie, d'une manière vraiment remarquable, l'alliance du génie grec et de l'esprit national.

Le poète Lucrèce et Cicéron furent des admirateurs enthousiastes de l'auteur de la Médée et, grâce à eux, de nombreuses citations des œuvres de ce tragique, telles que celles

(1) D'hister, expression désignant le bateleur toscan.

(2) Cet auteur, esclave affranchi de Livius Salinator, était d'origine grecque, et avait été ramené de Tarente en l'an 272 avant J.-C. Ce ne fut guère qu'une trentaine d'années plus tard qu'il représenta et joua lui-même son premier drame. Tite Live raconte que Livius ayant fatigué sa voix, fit placer devant le joueur de flûte traditionnel, un jeune esclave qui chantait, tandis que lui-même faisait les gestes, et prenait seulement la parole dans les parties dialoguées de la pièce.

(3) Livius Andronicus mourut vers l'âge de quatre-vingts ans.

(4) La mâle simplicité de son style aussi bien que l'indépendance de sa pensée, sont les caractères principaux de ses œuvres dramatiques.

d'Andromaque, des Troyennes, d'Hécube, nous furent transmises; les sujets empruntés à Euripide furent traités par Ennius avec un rare talent (1).

Marcus Pacuvius, neveu d'Ennius, hérita de sa fortune et de son esprit philosophique; peu confiant dans les dieux sur la direction des événements, il rejeta franchement, dans ses écrits, le dogme de la fatalité qui avait inspiré jusque-là les grands tragiques. De ses tragédies d'Anchise, de Médus, d'Armorum judicium, d'Ilione, de Chrysès, de Paulus, etc., il ne nous reste que quelques passages (2).

Ennius avait soixante-sept ans et Pacuvius cinquante, lorsque naquit à Rome, le tragique Attius. Poète et prosateur fécond, diversement apprécié par les auteurs anciens, il emprunta particulièrement à Eschyle les sujets de ses trilogies (3), quelques fragments de son Prométhée nous sont restés.

Parallèlement à l'évolution de la littérature tragique des Romains, s'effectuait le progrès de l'art comique, qui sous la plume de Plaute, allait s'inspirer des grands modèles d'Athènes.

Très apprécié pour son style, aux yeux de ses contemporains, l'auteur d'Amphitryon, par la crudité de ses expressions et l'obscénité de ses tableaux, serait jugé par les modernes d'une façon absolument opposée, si l'on ne tenait compte des mœurs et du langage du temps où il vivait.

(1) Né à Rudie, près Tarente, vers l'an 239 avant J.-C., cet auteur avait été amené à Rome par Caton; de puissants protecteurs favorisèrent sa carrière, qui malgré son goût fort prononcé pour le vin, et malgré les accès de goutte qui furent la conséquence de ses habitudes d'intempérance, se prolongea cependant jusqu'à l'âge de 70 ans.

(2) Pacuvius était également renommé pour son talent en peinture; il mourut à un âge très avancé, à Tarente, où il s'était retiré.

(3) Les trilogies étaient composées de trois tragédies représentées successivement et suivies, parfois même, d'une quatrième pièce de genre comique.

Avec un grand courage et une absolue sincérité, Plaute mit au grand jour les turpitudes dissimulées sous la dignité apparente de la société romaine, montra le mal et en indiqua les conséquences, mais là s'arrêta son rôle de moralisateur.

C'est à Varon que nous devons le précieux héritage des comédies de Plaute, parmi lesquelles nous citerons, au hasard, à côté d'Amphitryon : les Bacchides, les Captifs, les Ménechmes (1), etc.

Cécilius, qui dans l'ordre chronologique des auteurs comiques latins, succéda à Plaute, suivit la voie tracée par son prédécesseur, sans apporter aucun changement notable à la littérature du théâtre (2).

L'Andrienne, l'Eunuque, l'Héautontimorumenos, les Adelphes, Phormion, l'Hécyre, seules comédies qui nous restent de Térence, nous permettent d'apprécier la valeur de cet écrivain.

Plus réservé que Plaute, dans la forme de son style et dans le choix de ses sujets, il lui fut cependant inférieur au point de vue de la peinture sincère des mœurs de son temps. Le milieu de bonne compagnie, dans lequel il vivait, devait d'ailleurs exercer son influence et l'entraîner à donner de l'élégance et de la distinction à la traduction de sa pensée, mais aussi à atténuer la réalité du tableau des misères des petits et des vices des grands (3).

(1) Plaute était né à Sarcine l'an de Rome 529; à l'âge de 22 ans, il était déjà connu par les comédies qu'il avait composées. Ses pièces lui rapportèrent une certaine fortune qu'il dissipa en spéculations commerciales malheureuses; aussi en fut-il réduit, à un certain moment, à se mettre, pour vivre, au service d'un meunier. Il refit plus tard sa fortune et mourut à Rome l'an 570.

(2) Des quarante comédies attribuées à Cécilius, il ne nous est resté que quelques fragments fort incomplets. Esclave affranchi, Cécilius était venu de la Gaule cisalpine; il mourut à Rome en 586.

(3) Térence était né en Afrique, et probablement à Carthage, 192 ans

Ici se termine l'énumération des grands auteurs comiques latins (1), et commence la décadence de la littérature dramatique ancienne; la civilisation romaine, d'échelon en échelon, va descendre aux turpitudes sanglantes du bas empire.

En vain, sous le siècle d'Auguste, les Jules César, Strabon, Ovide, Mécène, etc., écriront-ils avec talent leurs tragédies, en vain Sénèque exercera-t-il plus tard sa muse dramatique, les pièces de ces auteurs resteront à l'état d'œuvres purement littéraires et ne seront pas représentées. Les tableaux émouvants d'Ennius, les comiques critiques de Plaute ne pourront parvenir à distraire un public occupé sans cesse à guerroyer; il lui faudra les émotions brutales des cirques et des amphithéâtres, ou les spectacles obscènes des mimes (2).

Après le démembrement de l'empire romain et son envahissement par les barbares, le Christianisme gagnant chaque jour du terrain donna une impulsion nouvelle à la littérature scénique.

Dans son remarquable ouvrage sur les origines du théâtre, M. Charles Magnin divise l'évolution de l'art dramatique moderne en trois grandes périodes ; la première correspond à la coexistence du polythéisme et du Christianisme, la seconde

avant J.-C. Esclave, puis affranchi de Terencius Lucanus, il mourut à Stymphalis à l'âge de 35 ans.

(1) Les Luscius, Licinius, Attilius, Afranius, Atta, Titinius, etc., moins heureux que les Plaute et les Térence, ne nous ont légué que la citation de leur nom et le bruit d'une réputation diversement appréciée par leurs contemporains.

(2) On raconte qu'un jour, les criminels destinés à être livrés à la férocité des fauves venant à manquer, Caligula fit saisir et jeter dans l'arène un certain nombre de spectateurs. Les seules représentations qui fussent capables de lutter avec ces odieux spectacles étaient celles qu'offraient les bateleurs et les mimes, à la condition d'atteindre les derniers degrés de l'impudeur. C'est ainsi que l'on vit sur la scène l'accouplement de Pasiphaë, représentée par une courtisane, avec le taureau Crétois et le spectacle de Léda, se livrant aux caresses de Jupiter, transformé en cygne.

au summum de la puissance sacerdotale, et la troisième à la participation des laïques aux arts exercés jusque-là par le clergé seul.

La première de ces périodes, qui comprend les cinq premiers siècles de notre ère, nous a laissé entre autres productions : le Querolus, écrit au quatrième siècle, les fragments d'une Médée, de Virgile, cités par Tertullien ; quelques scènes d'une Clytemnestre grecque, tragédie scolastique du cinquième siècle, etc., œuvres inspirées par le polythéisme.

L'esprit nouveau du Christianisme se traduisit dès le deuxième siècle par le Moïse d'Ezéchiel ; la Passion du Christ, de Saint Grégoire de Nazianze, datant du quatrième siècle, et les dialogues lithurgiques où officiants et assistants prenaient successivement la parole.

La seconde période, qui s'étend du sixième au douzième siècle, nous a légué les drames funèbres terminant les obsèques des abbés et des abbesses ; les jeux scéniques, avec personnages masqués, dans certains monastères de femmes ; les légendes des Saints, chantées dans les carrefours ; la composition des Vierges sages et des Vierges folles, tirée d'un manuscrit provenant de l'abbaye de Saint-Marcial, en Auvergne (1).

Nous devons à la troisième période : le drame anglo-normand du Mystère d'Adam, datant du douzième siècle ;

(1) Vers cette époque apparurent les trouvères, qui, natifs du nord de la France, étaient les poètes de la langue d'oil, les troubadours, d'origine méridionale au contraire, s'exprimant dans la langue d'oc; et les jongleurs chantant la geste de Roncevaux, les aventures de Guillaume au court nez, les exploits d'Ogier le Danois, etc., etc. Trouvères et troubadours, en dehors de leurs chansons galantes et de leurs tensons (sortes de dialogues romanesques) composaient certaines pièces satiriques nommées Sirventes.

La noblesse d'alors ne dédaignait point de se livrer à ces compositions poétiques et parmi les trouvères et les troubadours du douzième et du treizième siècle, on peut citer le Chatelain de Coucy, Quesne de Bethune, le comte de Champagne, etc., etc.

celui de la Résurrection du Sauveur, remontant au treizième; le jeu du Mariage (1), le jeu du Pèlerin, la Feuillée et la Pastorale de Robin et Marion, œuvres d'Adam de la Halle (2); le miracle de Théophile de Rutebeuf; le jeu de Saint Nicolas, composé par Jean Bodel, compatriote d'Adam de la Halle; l'Histoire de Pierre de la Broche; le miracle de Notre-Dame d'Amis et d'Amille; celui de Saint Valentin; et un grand nombre de miracles de Notre-Dame, d'auteurs anonymes, recueillis pour la plupart par Jubinal.

La représentation de ces mystères et de ces jeux se prolongea jusqu'au seizième siècle et se généralisa dans toute l'Europe (3).

En France, le roi Charles VI, en 1402, accorda à une société de bourgeois de Paris, portant le nom de Confrères de la Passion, le privilège exclusif de jouer les mystères; mais le public finit à la longue par se fatiguer des drames religieux et cette confrérie, voyant ses salles délaissées, dut s'adjoindre la Société des Enfants Sans-souci, qui, sous la direction de son chef, le Prince des Sots, jouait et composait des pièces profanes portant les noms de soties, moralités, pois pilés et farces (4).

(1) Où l'auteur dévoile d'une façon absolument indécente les charmes de son épouse.

(2) Adam de la Halle, surnommé le Bossu, était né à Arras en 1240, et avait fait ses études à l'abbaye de Vauxelles; épris d'une jolie fille sans fortune, il la répudia peu de temps après son mariage.

Les dissensions l'obligèrent à quitter momentanément sa ville natale, il y revint pour s'attacher à la personne de Robert II, comte d'Artois, qu'il suivit en Italie, lorsque Philippe le Hardi l'envoya au secours du duc d'Anjou.

Adam de la Halle mourut à Naples en 1286.

(3) Des évêques anglais introduisirent ce genre de représentations en Allemagne en 1417. Giuliano Dati fit jouer en Italie son mystère de la Passion; le cardinal Bibiena y représenta sa Calandra; deux ans après, Charles Virardo, archiduc de Césène, écrivit en latin son drame historique sur l'expulsion des Maures de Grenade; enfin, au seizième siècle, apparurent la Sophonisbe du Trissin, la Rosmonda de Ruscelleri, etc.

(4) Parmi ces dernières, nous citerons la farce de maître Pathelin, d'Antoine de la Sale, les Quiolards, le Valet à tout faire, les Bossus, etc.

La renaissance exerça son influence sur la littérature dramatique, les œuvres de Jodelle (1), Jean de la Taille (2), Gabriel Boussym, la Preuze, etc., accusent le retour vers les principes établis par Aristote et l'imitation des classiques anciens.

Les guerres de religion et les luttes de la Ligue apportèrent un certain trouble à ce mouvement littéraire, mais l'impulsion était donnée, et tandis que l'Espagne se glorifiait des progrès accomplis par Lope de Vega (3), que l'Angleterre applaudissait aux chefs-d'œuvre de Shakspeare (4), les Garnier (5), Pierre Larivey (6), Théophile, Baïf et

(1) Cet auteur, mort dans la pauvreté, obtint un immense succès avec la Cléopâtre représentée devant Henri II.

(2) Auteur des Corrivaux, de Saül furieux, etc.

(3) Lope de Vega (1562-1[illegible]), innova un genre de littérature dramatique qui servit de modèle aux auteurs anglais.

(4) William Shakspeare était né à Stratford-sur-Avon, le 23 avril 1564. Des revers de fortune ayant frappé sa famille, ses études furent nécessairement imparfaites; il entra de bonne heure chez un avoué, mais à la suite de circonstances diversement expliquées par les biographes, il dut quitter sa ville natale à l'âge de 22 ans, se rendit à Londres et entra comme comédien au théâtre de Blackfriars. Ses brillantes aptitudes le placèrent bientôt au premier rang des artistes dramatiques, mais ce succès ne suffisait pas à ses aspirations et l'éminent comédien composa bientôt des pièces qui firent une véritable révolution dans l'art dramatique. Suivant l'exemple de Lope de Vega, Shakspeare sut s'affranchir de l'esprit de routine, choisit des sujets nouveaux et improvisa des procédés inédits pour frapper le public. Son mérite lui attira de hautes amitiés; Jacques Ier, en 1603, lui confia le privilège du théâtre du Globe. A partir de cette époque, l'auteur d'Hamlet cessa de monter sur les planches. Riche et honoré, il se retira dans sa ville natale auprès de ses enfants et y mourut à l'âge de 52 ans. Parmi les œuvres les plus remarquables de cet auteur, nous citerons : les Joyeuses commères de Windsor, Otello, Macbeth, Hamlet, Roméo et Juliette, le Songe d'une nuit d'été, le Roi Jean, Richard II, Henri IV, etc. Après Shakspeare : Massinger, Ford, Webster, Fletcher, Benjamin Johnson, etc., suivirent, non sans éclat, la voie que leur avait tracée le grand tragique anglais.

(5) Auteur de Porcie, Hippolyte, Cornélie, Antigone, Marc-Antoine, la Troade, Cléopâtre, etc.

(6) Chanoine de Troyes, écrivit le Laquais, la Veuve, les Esprits, le Morfondu, etc.

Hardy (1) préparaient en France, le chemin que Rotrou et Corneille allaient parcourir avec tant d'éclat.

Rotrou naquit à Dreux à l'époque, où le Cléophon, de Jacques Fonteny, les Amours d'Alcméon et de Flore, d'Etienne Bellonne, et la Pastorale de Sidère, constituaient les pièces les plus en vogue du théâtre de Bourgogne. Sa première tragédie, l'Hypochondriaque, écrite à l'âge de dix-neuf ans, fut représentée en 1628.

Les comédies des Ménechmes, des Sosies, de la Sœur, les tragédies de Saint-Genest, Venceslas, de Bélisaire, furent écrites successivement par cet auteur, et eurent un retentissement justement mérité (2).

Du temps de Rotrou, l'art dramatique comptait un grand nombre d'auteurs, dont les plus remarquables étaient : Pichon, Scudéry (3), Baro, Claveret, Pierre Du Ryer (4), Antoine Maréchal et Corneille enfin, qui, par son talent, allait prendre le premier rang parmi les tragiques du dix-septième siècle.

Le premier essai de Pierre Corneille fut sa tragédie de Mélite, représentée en 1629, au théâtre du Marais. Un peu plus tard parut le Cid, qui fit grande sensation dans le monde littéraire de l'époque ; le cardinal de Richelieu trouva que le poète, s'inspirant de l'école espagnole, s'écartait par trop

(1) Auteur de Pyrame et Thisbé, l'Adultère puni, Chastes et loyales amours de Théagène et Chariclée.

(2) Jean de Rotrou né le 19 août 1609, mourut le 27 juin 1650, victime de son dévouement. Il avait acheté la charge de lieutenant particulier de Dreux et se trouvait par hasard à Paris, lorsqu'une épidémie éclata dans sa ville natale. Dès que la nouvelle lui en parvint, il retourna immédiatement à son poste afin de surveiller les mesures sanitaires qu'imposait la gravité des circonstances et succomba lui-même à la maladie.

(3) Ecrivit Lygdamon, Alaric, etc...

(4) Cet auteur était pauvre et chargé de famille, son éditeur lui payait ses œuvres, assure-t-on, à raison de 2 francs et 4 francs les cent vers, selon leur longueur.

des formes classiques, et obtint contre Corneille la critique académique. L'auteur s'astreignit alors à l'observation rigoureuse des préceptes d'Aristote (1). Les tragédies des Horaces, de Cinna, de Polyeucte, de la Mort de Pompée, parurent successivement et eurent le succès qu'elles méritaient.

Abandonnant un instant la muse tragique, Corneille écrivit le Menteur; mais à partir de 1660 le grand poète ne composa plus que des pièces fort inférieures à ses œuvres précédentes (2).

Boisrobert, Guérin de Bouscal, Benserade, Gaultier de Coste, Tristan l'Hermite, Desfontaines, Chevreau, Sallebray, Gilet de la Teysonnerie, Gilbert, Labrosse, Magnon, Leclercq, l'abbé Boyer, Thomas Corneille, etc., furent des imitateurs plus ou moins pâles du grand Corneille.

L'influence de Richelieu était pour beaucoup dans la faveur dont jouissaient alors les tragédies. On sait qu'il se fit le collaborateur des Boisrobert, Rotrou, Corneille, Colletet et l'Estoile dans la composition de l'Aveugle de Smyrne. L'insuccès de Mirame, écrite en collaboration avec Desmauts et représentée avec un grand luxe de mise en scène, le guérit définitivement de ses prétentions au génie dramatique.

La seconde partie du dix-septième siècle vit se produire les chefs-d'œuvre de Molière et de Racine.

Jean-Baptiste Poquelin, entraîné vers le théâtre par une vocation irrésistible, prit le nom de Molière, et se mit à la

(1) Ce jugement de l'Académie devait porter de tels fruits que les successeurs de Corneille, tels que Molière, Racine, Crébillon, Voltaire, etc. se gardèrent d'enfreindre ces règles, et que, même à l'étranger, auteurs tragiques et comiques s'y soumirent dans la composition de leurs œuvres.

(2) Corneille, suivant Fontenelle, possédait une apparence de brusquerie qui contrastait avec la bonté réelle de sa nature. Les portes de l'Académie ne lui furent ouvertes qu'en 1647, après deux présentations successives. Corneille né à Rouen le 6 juin 1606, mourut le 1er octobre 1684.

tête d'une troupe de comédiens qui parcourut la province (1). Il représenta et joua lui-même, à Lyon, en 1653, sa première comédie régulière, l'Étourdi. Rentré à Paris en 1658, Molière trouva les théâtres de l'hôtel de Bourgogne et du Marais dans un état peu florissant, par suite de la concurrence redoutable qui leur était faite par la troupe des comédiens italiens, admis à jouer trois fois par semaine, dans la salle du petit Bourbon. Le roi ne tarda pas à l'autoriser à donner ses représentations dans la même salle que la troupe italienne, les jours où cette salle était disponible. C'est sur cette scène que furent jouées avec un grand succès, ses comédies des Précieuses ridicules, de Monsieur de Pourceaugnac, des Fourberies de Scapin. A partir du moment où Louis XIV lui accorda la jouissance du théâtre du Palais-Royal et autorisa sa troupe à s'intituler Troupe des Comédiens du roi (1655), Molière ne cessa plus de se consacrer à sa double existence de comédien et d'auteur (2).

De 1658 à 1673, il tint en haleine tout le public parisien par la représentation de ses chefs-d'œuvre, le Misanthrope, Tartuffe, l'École des femmes, le Bourgeois gentilhomme,

(1) Molière était né à Paris, le 15 janvier 1622. Fils d'un tapissier et tapissier lui-même, il se dégoûta promptement de sa profession, et montra un tel penchant pour les études littéraires, que ses parents se décidèrent à le placer comme externe au collège de Clermont où il fit ses études d'une façon brillante; il eut comme condisciples, le prince de Conti dont l'amitié lui fut précieuse et de Chapelle qui lui procura les leçons de Gassendi.

(2) Racine après avoir étudié Sophocle et Euripide, devint le disciple de Molière qui lui ouvrit les portes du théâtre. Le départ de Mademoiselle Duparc, qui quitta brusquement la troupe de Molière pour passer à l'hôtel de Bourgogne, fit naître la discorde entre le maître et l'élève, discorde qui malheureusement fut le point de départ d'une brouille définitive. Molière épris de la jeune Béjart, âgée de 17 ans, sœur de son ancienne maîtresse, Madeleine Béjart, l'épousa, alors qu'il avait lui-même quarante ans; on connaît ses infortunes conjugales qui firent de sa vie domestique un perpétuel tourment. Il chercha inutilement à s'en consoler auprès de son ancienne amie, Mademoiselle de Brie; ce fut seulement dans les dernières années de sa vie, que, sur les conseils de ses amis, il se remit avec sa femme.

l'Impromptu de Versailles, l'École des Maris, les Femmes savantes, l'Avare, le Médecin malgré lui, les Plaideurs, le Malade imaginaire, etc., etc.

La fécondité de son esprit tenait du prodige, l'occasion des fêtes de la cour, dont il était appelé à fournir le principal attrait par la production de nouveautés, ne le prit jamais au dépourvu ; les ballets, les chœurs, les intermèdes introduits dans ses pièces, furent autant d'innovations appropriées au goût du public qu'il voulait charmer (1).

Malheureusement ses forces physiques trahirent son énergie intellectuelle, une maladie de poitrine se déclara. Malgré les conseils de ses amis, qui l'engageaient à quitter la scène, Molière ne put se résoudre à cette détermination.

Le 17 février 1673, se sentant plus incommodé que de coutume, il fit avancer l'heure de la représentation, mais au moment de la cérémonie du Malade imaginaire, une syncope l'obligea à se retirer. Ramené chez lui par Baron, il succomba quelques heures plus tard à une hémoptysie que les soins empressés de son entourage ne purent malheureusement arrêter (2).

A côté de Molière, vient se placer naturellement son con-

(1) Molière n'était pas seulement un écrivain de premier ordre, par la hauteur et la facilité de son style, c'était encore un observateur des plus fins et un metteur en scène inimitable. On connaît l'anecdote du fauteuil du barbier de Pézénas, où l'illustre poète venait s'installer tous les samedis pour étudier, d'après nature, le langage et la physionomie des nombreux chalands de la boutique.

(2) Molière, qui habitait, dans les dernières années de sa vie, un appartement de la rue Richelieu, possédait une fortune de trente mille livres de rentes. Ses succès, et l'amitié du grand roi, ne purent cependant le consoler de ses chagrins domestiques et de la déconsidération relative qui le frappait, grâce au préjugé attaché, à cette époque, à la profession qu'il exerçait. Molière eut pour concurrents, fort inférieurs, Boulanger de Chalusay, l'abbé de Pure, Montfleury, Raymond Poisson, Lafontaine, Champmeslé.

temporain Racine, dont les leçons de Lancelot avaient développé le goût très prononcé pour la langue d'Homère (1).

Racine eut pour protecteurs Boileau et Molière dont les conseils bienveillants exercèrent, sur la composition de ses œuvres, une salutaire influence.

Il remporta un grand succès avec son Andromaque, représentée pour la première fois en 1667, délaissa un instant les exemples d'Euripide, pour se consacrer à l'imitation d'Aristophane et donner le jour aux Plaideurs, puis, revenant à la muse tragique, composa successivement Britannicus, Bérénice, Bajazet, Mithridate, Iphigénie, et Phèdre, qui réussit malgré les cabales du duc de Nevers.

Les intrigues déloyales dont il était victime découragèrent Racine, qui ne composa plus rien, jusqu'au jour où les sollicitations pressantes de Mme de Maintenon le déterminèrent à écrire Esther, et Athalie.

Nommé avec Boileau historiographe de Louis XIV, il eut le malheur d'encourir momentanément la disgrâce du grand monarque, pour lui avoir dépeint trop sincèrement les infortunes de ses sujets. Le chagrin d'avoir déplu au roi aurait contribué à aggraver la maladie de foie dont il était atteint et qui devait, en 1699, avoir une issue fatale.

En vain, l'abbé Genest, Campistron, Lagrange-Chancel, Antoine Lafosse, Longepierre et La Chapelle, cherchèrent-ils à rivaliser avec Racine, en vain Boursault, Dufresny, l'auteur du Chevalier joueur, Palaprat (2), Dancourt,

(1) Racine, né à la Ferté-Milon, le 21 décembre 1639, orphelin de père et de mère, dès l'âge de trois ans, fut placé sous la tutelle de son grand-père et fit ses études à Beauvais, puis au collège d'Harcourt, à Paris.

(2) M. H. Lucas raconte que Palaprat, qui appartenait à une honorable famille de Toulouse, s'était adressé à lui-même un excentrique manifeste dont voici les principaux articles :

Article 1. — Quand je serai devenu fort riche, si je dis que je descends des comtes de Toulouse, je mentirai.

Brueys (1), J.-B. Rousseau, s'efforcèrent-ils de suivre les traces de Molière, Regnard fut le seul des auteurs dramatiques de cette époque qui traitât la comédie avec un talent supérieur (2).

Nous devons à cet écrivain : le Joueur, le Légataire universel, la Sérénade, les Ménechmes, le Distrait, les Folies amoureuses, Démocrite, le Retour imprévu, etc., etc.

Regnard composa également pour la troupe italienne le Divorce, la Descente de Mezzetin aux enfers, Arlequin homme à bonne fortune, les Filles errantes, la Coquette, etc., œuvres dont les représentations succédèrent au Port à l'Anglais d'Autreau, à l'Arlequin sauvage de Delisle, etc.

Les comédiens italiens avaient introduit sur la scène française la danse et le chant. Les ballets jouirent d'une grande faveur sous les règnes de Henri IV et de Louis XIII, mais le

Art. 2. — Si je fais de magnifiques descriptions des charges et des terres qui ont été dans ma maison, autant de faussetés.

Art. 3. — S'il m'arrive de faire tomber quelquefois, négligemment, dans la conversation familière, le récit détaillé de la noble dépense que mes parents faisaient dans ma jeunesse pour mon éducation, du gouverneur que j'avais, de mes maîtres, soit pour les sciences, soit pour toutes les sortes d'exercices, de mes valets de chambre, de mes laquais et de la grosse pension qui m'était assignée, seulement pour mes menus plaisirs, pas un mot de vrai.

Art. 4. — Si je soutiens que j'ai dépensé de notables sommes à servir longtemps sur mes crochets, le prince qui m'a fait tout ce que je suis, avant d'avoir rien touché de ses bienfaits, cela sera si faux, qu'y compris la réussite du Muet, je possédais peut-être soixante-dix à quatre-vingts pistoles au plus, quand je suivis ce prince à l'armée pour la première fois.

(1) Élevé dans la religion protestante, se fit catholique, devint abbé, mais ne tarda pas à se débarrasser de son habit ecclésiastique.

(2) Regnard était né à Paris le 8 février 1655. Ce ne fut guère que vers l'âge de quarante ans qu'il composa ses premières comédies. On connaît sa vie de plaisir et d'aventures. Dans l'un de ses voyages en Italie, Regnard s'éprit d'une folle passion pour une jeune provençale se rendant en France avec son mari et s'embarqua sur le navire qui devait la transporter à Toulon. Des corsaires s'emparèrent de ce navire et vendirent, au marché d'Alger, Regnard et la provençale; sa famille parvint heureusement à lui faire passer l'argent nécessaire pour se racheter, ainsi que sa jeune amie. Rentré en France, il acheta une charge de trésorier au bureau des finances, et mourut le 4 septembre 1709, dans sa propriété de Grillon, près Dourdan.

chant lyrique eut plus de peine à s'acclimater, malgré les efforts de Mazarin. C'est ainsi qu'Orféo, Rosaure, la Descente d'Orphée aux enfers, opéras élémentaires représentés sur les scènes parisiennes, ne purent satisfaire le goût du public.

Le marquis de Soudéac voulut réagir contre ce courant de l'opinion et fit jouer gratuitement, dans son hôtel de la rue Garancière, les compositions de l'abbé Perrin, mises en musique par Cambert (1). Ses efforts furent couronnés de succès; ce genre de spectacle fut désormais recherché, et par lettres patentes du 28 juin 1669, Perrin en obtint le privilège; l'opéra était fondé.

Deux ans après, la troupe du marquis de Soudéac s'installait dans un jeu de paume de la rue Mazarine (2) et y jouait l'opéra de Pomone (3) qui eut un véritable succès; les Peines et les Plaisirs de l'Amour, tragédie héroïque de Gilbert, mise en musique par Cambert, qui succéda à Pomone, eut moins de vogue, et l'on dut à la hâte mettre en répétition l'opéra d'Ariane. Mais des dissensions survinrent entre les associés, et tandis que Soudéac et Cambert conservaient la salle de la rue Mazarine, Lulli obtenait le privilège concédé précédemment à Perrin, et installait dans un jeu de paume voisin du Luxembourg une troupe d'opéra intelligemment choisie, qui débutait le 15 novembre 1672 par l'opéra des Fêtes de l'Amour et de Bacchus dont le livret avait été confié à Quinault (4).

(1) Ces auteurs, dès 1659, avaient fait représenter l'opéra de la pastorale d'Issy, dans la maison d'un riche amateur nommé De La Haye.

(2) Jeu de paume de la Bouteille, situé en face de la rue Guénégaud.

(3) Dont Perrin avait écrit le livret et Cambert composé la musique.

(4) Quinault était né à Paris, en 1635 et, après avoir eu pour maître Tristan l'Hermite, avait commencé à écrire, à l'âge de dix-huit ans, des pièces qu'il fit représenter à l'Hôtel de Bourgogne. Les Rivales, l'Amant indiscret, Comédie sans comédie, la Mort de Cyrus, Agrippine, etc., eurent un

Les opéras d'Atis, d'Armide, de Roland, de Cadmus et d'Hermione ne rencontrèrent pas moins de faveur.

A la mort de Molière, Lulli obtint du roi la salle du Palais-Royal, tandis que les comédiens français, ainsi privés de leur théâtre, durent reprendre rue Mazarine l'ancienne salle de l'abbé Perrin (1).

Comblé de gloire et d'honneurs, Lulli mourut en 1686.

Après lui, la direction de l'Académie royale de musique, (c'est ainsi que s'appelait déjà l'Opéra), fut donnée à Francine son gendre.

Louis et Jean Lulli cherchèrent à imiter leur père dans leur opéra de Zephire et Flore écrit en collaboration avec du Boulay, mais leur pièce n'eut point de succès. Plus heureux furent Colasse, auteur des partitions des Noces de Thetys et de Pelée, d'Enée et Lavinie, d'Astrée de Jason, etc. ; Marin Marais qui composa Alcyonne et André ; Destouches à qui nous devons la pastorale d'Issé.

Nous voici arrivés à la période où l'esprit d'hostilité de Mme de Maintenon pour tout ce qui touchait à la comédie exerça son influence sur les productions dramatiques.

Le puissant protecteur de Molière, subissant l'ascendant de la veuve Scarron, (2) s'éloigna peu à peu du théâtre et ses courtisans naturellement l'imitèrent.

grand succès. Sa collaboration avec Lulli augmenta encore sa réputation. Pensionné du roi et membre de l'Académie des belles-lettres, Quinault s'éteignit dans la retraite et dans la dévotion le 26 novembre 1688.

(1) Lulli était né à Florence, en 1633 ; il fut amené en France par le Chevalier de Guise et placé au service de Mlle de Montpensier, où il occupait une fonction des plus infimes (marmiton). Connaissant la musique, il étudiait le violon dans ses moments de loisirs et ses dispositions attirèrent l'attention de sa maîtresse, qui lui fit donner des leçons et le fit passer au service de sa chambre. On connaît la comique aventure qui le fit chasser de la maison de Mademoiselle. Louis XIV le prit en amitié et créa, tout exprès pour lui, la troupe des Petits-Violons, à la tête de laquelle il le plaça.

(2) Paul Scarron, né en 1610, épousa en 1652 Anne d'Aubigné, devenue

La salle Guénégaud, où jouaient les comédiens italiens fut fermée à la suite de la représentation de la fausse Prude (1), il ne resta plus à Paris que l'Académie royale de musique et le Théâtre-Français, qui vécurent sur l'ancien répertoire jusqu'à l'avènement de la Régence.

L'Œdipe de Voltaire, les Machabées de Lamotte, le Cartouche de Legrand, furent alors autant de nouveautés importantes qui parurent au Théâtre-Français.

De son côté l'Académie royale de musique représenta sur sa scène les œuvres des Peccini, Sacchini, Saliery, etc...

L'interdit lancé contre les comédiens italiens fut levé, et le duc d'Orléans les autorisa à représenter à l'ancienne salle de l'hôtel de Bourgogne, les œuvres des Romagnesi, Biancolelli, etc., tandis que l'opéra comique qui avait fait depuis longtemps son apparition aux foires de Saint-Laurent et de Saint-Germain, obtenait enfin sa place régulière, moyennant redevance à l'Académie royale de musique.

La fin du dix-huitième siècle vit se multiplier les salles de spectacle parisiennes, et le mouvement gagnant la province, toutes les villes importantes eurent bientôt leur théâtre particulier.

Le goût pour les représentations dramatiques fut fort en faveur sous Louis XV; nobles, financiers, lettrés, établirent dans leurs hôtels ou leurs châteaux, des théâtres de société.

Le roi donnait d'ailleurs l'impulsion à ce mouvement et l'on sait qu'il remplissait lui-même des rôles sur son théâtre des petits appartements.

Il est facile de comprendre que ce penchant si prononcé

plus tard Madame de Maintenon. Il écrivit le Roman comique et les Nouvelles, ouvrages de valeur et d'esprit, et mourut en 1702. Nous lui devons les pièces de l'Héritier ridicule, Don Japhet, Jodelet Armérie.

(1) Qui semblait être une allusion satirique à Madame de Maintenon.

pour les spectacles, dut donner à la littérature dramatique de cette époque, un essor tout particulier, c'est en effet ce que nous confirme la longue énumération des écrivains et des compositeurs qui se succédèrent depuis la Régence jusqu'à la Révolution.

Citons entre autres : Lesage (1), auteur du Traitre puni, de Gil Blas, de Turcaret, etc...; Lamotte (2), qui écrivit la Matrone d'Ephèse, les Machabées, etc.; Jolyot de Crébillon (3), à qui nous devons Electre, Sémiramis, Pyrrus, etc...; le marquis de Maffei, créateur de Mérope, de la Cérémonie; Destouches (4), l'écrivain du Curieux impertinent, de l'Ingrat, de l'Irrésolu, etc...; Marivaux (5), qui composa le jeu de l'Amour et du Hasard, le Legs, la Surprise de l'Amour, les Fausses confidences, l'Épreuve, etc..., et donna à la troupe italienne : Arlequin poli par l'Amour, la Double inconstance, le Prince travesti, etc...; Piron (6), qui en dehors de ses livrets d'opéra comique, Crédit est mort, le Caprice, les Enfants de la joie, etc..., fit jouer au Français ses comédies des Fils ingrats, de l'Amour mystérieux; La Chaussée (7), l'auteur de la Fausse antipathie, des Préjugés, de l'École des mères; de Boissy (8), qui fit représenter le Français à Londres, le Babillard, l'Impatient, etc...; Mme de Graffigny (9), auteur de Cénie; Voltaire (10), enfin, qui parmi ses œuvres si nombreuses et si puissantes nous a laissé : Œdipe, Olympie, Tancrède, Mérope, Zaïre, etc...

(1) 1668 à 1747.
(2) 1672 à 1731.
(3) 1674 à 1762.
(4) 1680 à 1754.
(5) 1688 à 1763.
(6) 1689 mort aveugle en 1773.
(7) 1692 à 1754.
(8) 1694 à 1758.
(9) 1694 à 1758.
(10) 1694 à 1778.

Puis, viennent se placer successivement Sainte-Foix (1), l'auteur de l'Oracle, de Pandore, du Sylphe, etc.; Collé (2), le cousin de Regnard, assez risqué dans ses compositions de: la Vérité dans le vin, la Veuve; Gresset (3), l'écrivain d'Edouard III, de Sydney, du Méchant, etc...; Lefranc de Pompignan (4), l'auteur de Zoraïde; Favart (5), qui nous a laissé la Chercheuse d'esprit, le Coq du village; J.-J. Rousseau (6), qui s'essayant à la fois dans l'art dramatique et l'art lyrique nous a légué: le Devin du village, Narcisse, Pygmalion; Chamfort (7), le créateur de Mustapha et Zeangir, de la Jeune Indienne, du Marchand de Smyrne; Imbert, l'écrivain de la Jalousie sans amour, du Jugement de Pâris; Marmontel (8), qui fit représenter Denis le tyran, les Héraclides, etc.; le marquis de Bièvre (9), qui composa le Séducteur; Pierre du Belloy (10), à qui nous devons Titus, le Siége de Calais, etc... Pour en finir, nous citerons encore Palissot de Montenoy (11), qui écrivit les Philosophes, les Courtisanes,

(1) 1699 à 1776.
(2) 1709 à 1783.
(3) 1709 à 1777.
(4) 1709 à 1784.
(5) 1710 à 1792.
(6) 1713 à 1778.
(7) 1741 à 1794.
(8) 1723 à 1790.
(9) Le marquis de Bièvre, célèbre par ses calembourgs, etait l'amant de la Raucourt. Lucas cite, au sujet de ses amours, une lettre écrite à M. de Sartines, et trouvée dans la Police dévoilée, de Manuel; on y lit le passage suivant: «La belle Raucourt, qui commence par où les autres finissent, à 17 ans et 9 mois, a arraché à mon ivresse ou à ma stupidité un contrat qu'elle a fixé à 2.000 écus; car il faut lui rendre cette justice, elle m'a sauvé l'embarras de cette affaire, elle a choisi elle-même le notaire, elle a fait, soutenu, réglé les articles et je n'ai eu que la peine de signer. S'il n'est pas indigne de votre ministère d'amortir un peu le coup que je reçois, je me prêterai aux accommodements que vous voudrez prescrire.» Il se plaint qu'au bout de cinq mois la belle Raucourt ait rompu elle-même les conditions du contrat et demande à se dégager.
(10) 1727 à 1775.
(11) 1730 à 1814.

l'École des mœurs; Taconnet (1), qui fit représenter le Savetier avocat, le Déménagement du peintre, la belle Bourbonnaise, etc.; Ducis (2), dont le Hamlet, l'Œdipe chez Admète et le roi Lear eurent en leur temps un fort grand succès; Dorat (3), l'écrivain de Zulica, Théagène et Chariclée, Régulus, etc.; La Harpe (4), enfin, l'auteur de Warwick, de Coriolan, etc...

Tandis que s'effectuait ce mouvement de la littérature dramatique, la composition lyrique ne restait pas stationnaire, et après Rameau (5), qui de cinquante à soixante-dix-sept ans n'écrivit pas moins de trente opéras, Hippolyte, Castor et Pollux, Zoroastre, etc..., trouvait sur la scène de merveilleux interprètes dans les Gluck (6), les Grétry (7), les Cherubini (8), les Méhul (9), etc...

(1) Taconnet, auteur populaire, né à Paris en 1730, fils d'un menuisier, menuisier lui-même, puis machiniste à l'Opéra, souffleur à l'Opéra-Comique; après avoir fait représenter ses œuvres aux foires Saint-Laurent et Saint-Germain, devint l'auteur le plus fécond du théâtre Nicolet. Il déploya, sur cette scène, un talent vraiment remarquable. Il s'adonna malheureusement à l'ivrognerie et devint alcoolique; une blessure à la jambe, survenue sur ces entrefaites, amena sa mort; il expira à l'Hôtel-Dieu le 29 décembre 1774. Sa gaîté ne l'abandonna pas un seul instant : «Je te méprise comme un verre d'eau» était la plus grande injure qu'il pût adresser à quelqu'un. Avant de mourir, on voulait le faire renoncer solennellement à son état de comédien, afin de le réconcilier avec Dieu : «Mais nous sommes très bien ensemble, répondit le bouffon, puisqu'il me donne un logement dans son hôtel;» puis, voyant dans le lit voisin un compagnon comédien plus près encore que lui de sa fin : «Camarade, lui dit-il, va toujours dresser le théâtre là-bas, je ne tarderai pas à te suivre pour y jouer mon rôle.»

(2) 1732 à 1815.

(3) 1734 à 1784. Il commença par étudier le droit, puis se fit mousquetaire et finit par se consacrer exclusivement à la littérature; il était d'une coquetterie excessive et deux heures avant sa mort se fit faire sa toilette, coiffer, poudrer et crut ainsi pouvoir rendre le dernier soupir.

(4) 1739 à 1803.

(5) 1683 à 1764.

(6) 1714 à 1787. Auteur des partitions d'Hélène et Pâris, d'Iphigénie, d'Orphée, d'Alceste, etc.

(7) 1741 à 1813. Auteur des partitions de Lucile, des Deux Avares, de la Caravane, de Richard Cœur de Lion.

(8) 1760 à 1842. Auteur des opéras de Demophon, Lodoïska, etc.

(9) 1763 à 1817. Composa les partitions de Stratonice, de Joseph, du Jeune Henri, des Deux Aveugles de Tolède, etc.

A l'approche de la Révolution, certains auteurs renoncèrent à la tradition, qui consistait à choisir les héros des drames parmi les monarques et les grands seigneurs, et prirent leurs personnages marquants dans le peuple même. Diderot (1), dans ses romans du Père de famille, du Fils naturel, de la Religieuse, avait imprimé le mouvement philosophique, qui fut bientôt suivi par Sedaine (2), Mercier (3), Poinsinet de Sivry (4) et Beaumarchais (5), qui par sa finesse d'observation mérite le premier rang parmi les auteurs dramatiques de son siècle.

Sous la Révolution, parurent les œuvres de Collot d'Herbois, qui fit représenter le Paysan magistrat, Lucie ou les Parents imprudents, la Famille patriote, etc.; d'Olympe de Gouges, qui passait pour être la fille naturelle de Louis XIV et qui écrivit l'Esclavage des nègres, dont la représentation fut sifflée ; de Flins des Oliviers, l'auteur du Réveil de l'Epiménide, qui fit grand bruit ; de Marie-Joseph Chénier (6), dont la tragédie de Charles IX donna lieu à l'incident de Talma, exclu puis réintégré d'office comme sociétaire des comédiens français.

Nous signalerons ensuite l'apparition des pièces patriotiques et allégoriques, telles que : le Tombeau de Dezilles, la Liberté conquise, de Harny, l'Émigrante, de Dugazon, le Jugement des rois, de Sylvain Maréchal, etc.

Pour en terminer avec les auteurs dramatiques de cette

(1) 1713 à 1784.

(2) 1719 à 1797. Auteur du Philosophe sans le savoir, de la Gageure imprévue, etc.

(3) 1740 à 1814. Dont les pièces jouirent d'une grande faveur en province.

(4) 1733 à 1804. Auteur de Briseis, Ajax, Caton d'Utique.

(5) 1732 à 1799. Auteur du Mariage de Figaro, du Barbier de Séville, de la Mère coupable.

(6) 1764 à 1811. Ecrivit Henri VIII, Caïus Gracchus.

époque, nous rappellerons les noms de Fabre d'Églantine (1), de Collin d'Harleville (2), de Moustier (3), d'Andrieux (4), de Laya (5), de Népocumène Lemercier (6), d'Arnault (7), et de Legouvé (8).

(1) Auteur du Présomptueux, de l'Amour et la Bastille. Il se lança dans la politique et mourut sur l'échafaud.

(2) 1755 à 1806. Auteur de l'Inconstant, de l'Optimiste, du Vieux Célibataire, etc.

(3) Ecrivit les Femmes, etc.

(4) Composa les Etourdis, le Souper d'Auteuil, etc.

(5) N'échappa à l'échafaud que grâce à la protection de Danton, écrivit Jean Calas, une Journée du jeune Néron.

(6) Auteur de Méléagre, du Lovelace, d'Agamemnon.

(7) Auteur de Marius à Minturnes, de Lucrèce, des Vénitiens, etc.

(8) Ecrivit la Mort d'Abel, le Mérite des femmes, etc.

REPRÉSENTATIONS SCÉNIQUES CONSIDÉRÉES DANS LEURS RAPPORTS AVEC L'HYGIÈNE

Les documents que nous possédons, sur les représentations théâtrales des Grecs et des Romains, sont trop incomplets, pour qu'il nous soit permis d'en retracer ici le tableau exact, aussi nous bornerons-nous à indiquer d'une façon générale les dispositions hygiéniques adoptées par les anciens dans l'intérêt des spectateurs et des acteurs.

Les architectes de l'antiquité apportaient un soin tout particulier au choix du terrain destiné à l'emplacement des théâtres; afin de préserver des courants d'air les abords et l'intérieur de la salle, ils adossaient le plus souvent l'édifice à une hauteur qui l'abritait et plaçaient ses gradins vis-à-vis du nord, de façon à éviter ainsi la chaleur trop ardente et l'éclat trop lumineux du soleil.

Les représentations se passant alors à ciel découvert et dans le jour (1), le lieu d'élection et l'orientation de ces monuments avaient, on le comprend, une importance capitale.

(1) Le spectacle avait lieu dans l'après-midi et même le matin, selon la durée réglée d'avance. On sait que la trilogie d'Eschyle fut représentée en une journée, le matin on joua Agamemnon, dans le jour les Choëphores, et le soir les Euménides.

Certains auteurs prétendent que la durée des concours était réglée et limitée, au moyen d'un appareil d'où s'échappaient des gouttes d'eau et nommé clepsydre.

Les Dionysies et probablement aussi les Panathénées et les Eleusinies étaient les principales fêtes publiques qui donnaient lieu aux représentations et aux concours dramatiques.

Les Grecs s'appliquaient à faciliter l'entrée des différentes parties du théâtre; de belles allées plantées d'arbres conduisaient aux galeries extérieures, reliées entre elles par de larges escaliers.

Sept portes s'ouvrant sur la galerie inférieure permettaient par autant de couloirs l'entrée de plein pied dans l'intérieur de l'édifice. Si l'on tournait alors le dos à la scène, on apercevait devant soi tout l'hémicycle réservé aux spectateurs. Cette partie de la salle, disposée en amphithéâtre, était elle-même divisée en trois étages par les precinctions, vastes paliers correspondant aux galeries extérieures. Ces étages constituaient la cavea désignée en prima, media et ultima cavea ; chacune de ces divisions comprenait elle-même sept rangs de gradins interrompus régulièrement par de petits escaliers conduisant d'un palier à l'autre et formant ainsi autant de sections particulières nommées cunei. La disposition de ces petits escaliers était telle qu'ils correspondaient habituellement en haut à une porte mettant en communication directe la precinction et le portique extérieur et en bas à l'espace médian intermédiaire des deux portes d'entrée; de telle sorte que le service des divers cunei se trouvait ainsi assuré d'une manière parfaite depuis la prima cavea jusqu'au cercys.

Grâce à l'excellence des moyens de dégagement, on comprend avec quelle facilité devaient s'effectuer l'entrée, la sortie et la circulation des spectateurs; aussi, lorsqu'un orage venait à suspendre brusquement la représentation, les assistants quittaient-ils facilement leur place pour se réfugier sous les portiques.

L'accès de l'orchestre n'était pas moins facile que les autres parties de la salle, tantôt, comme au théâtre de Myra, l'hémicycle était indépendant, tantôt, comme à celui de Patara, il se trouvait relié à la scène au moyen de deux murs percés d'une porte centrale.

Ces entrées latérales portaient le nom de parodois et donnaient passage aux cortèges, aux chœurs, à l'archonte, au chorrège, aux juges des concours, aux prêtres, etc. (1)

Des sièges étaient réservés dans l'orchestre pour les personnages privilégiés qui constituaient le public de cette partie du théâtre.

Les gradins de la cavea atteignaient généralement la hauteur de 40 cent. et la profondeur de 80 cent. ; dans certains théâtres, ils présentaient en arrière un renfoncement permettant aux spectateurs du rang supérieur de poser leurs pieds.

Le plus souvent, d'ailleurs, des coussins et des tapis placés sur les dalles, offraient aux assistants un certain confort d'installation.

La nature des matériaux employés à la construction des théâtres anciens était, en général, plus favorable à la répercussion de la voix qu'à sa sonorité ; cette répercussion était encore augmentée par la présence des echea, vases d'airain ou de terre cuite placés dans de petites pièces ménagées à cet effet autour des gradins.

Le problème difficile de l'acoustique des salles de spectacle était donc, de la part des architectes grecs, l'objet d'une attention toute particulière, et nous devons reconnaître qu'il fut parfois assez heureusement résolu (2).

La question du point de vue n'était pas traitée plus indiffé-

(1) La source d'eau jaillissante du théâtre de Mégalopolis prouve que les architectes de l'époque s'efforçaient de modérer l'ardeur de la température.

(2) Malgré les grandes dimensions des théâtres antiques, dont il nous est permis d'admirer les restes, on est frappé, en effet, de la facilité avec laquelle, dans quelques-uns d'entre eux, on entend des gradins les plus éloignés la voix d'une personne placée sur la scène.

remment que la précédente; il est vrai que les spectateurs placés dans les cunei latéraux de la cavea ne devaient apercevoir qu'une portion restreinte de la scène, mais comme la représentation se passait en partie dans l'orchestre, cette imperfection perdait ainsi de son importance.

A l'exception des Odéons, dont le premier fut construit par les ordres de Périclès, monuments qui n'avaient pas d'ailleurs l'affectation spéciale des spectacles dramatiques, les théâtres grecs étaient presque tous dépourvus de toiture. La scène elle-même, à l'origine, était à ciel découvert, mais les progrès de la décoration amenèrent assez rapidement la création de son faîtage et l'apparition de son rideau sortant du sol.

Avant la représentation de leurs œuvres, les poètes tragiques, le front ceint d'une couronne, s'avançaient vers l'autel, brûlaient de l'encens, invoquaient les dieux et les muses, tandis que s'entonnaient les chants religieux devant l'assistance recueillie.

Cherchons à retracer rapidement le tableau des spectateurs composant cette foule attentive aux préliminaires des représentations tragiques.

Les hommes portaient la clamyde et le pallium diversement drapés, au dessous desquels s'apercevait le chiton traditionnel, avec ou sans manches; leur tête était découverte; les cheveux longs et flottants des uns contrastaient avec la chevelure rase que quelques autres avaient adoptée et les frisures en tire-bouchons qui constituaient le caractère particulier de la coiffure asiatique; leur barbe était généralement frisée (1).

Les spectatrices (2) portaient le péplos serré à la taille,

(1) Suivant certains auteurs la mode de se raser aurait été introduite en Grèce du temps d'Alexandre.

(2) Les femmes grecques, vu leurs habitudes de semi-réclusion, et le

quelques-unes adoptaient le pallium élégamment disposé et dont une petite bordure de pourpre ou d'un dessin de bon goût rehaussait la couleur blanche, vert de mer, bleu de ciel, ou jaune safran. Les femmes honnêtes avaient soin d'éviter les vêtements indécents et les couleurs éclatantes usités chez les courtisanes. Seules quelques femmes de Sparte portaient un chiton court laissant apercevoir l'une des jambes et la naissance de la cuisse. Sous la calyptra, voile qui leur couvrait en partie la tête et le visage, on voyait par transparence leur élégante coiffure, formée en avant par des petites frisures retombant sur le front et en arrière par une sorte de chignon gracieusement maintenu par le sphendoné (1).

Les femmes grecques ne dédaignaient pas les bijoux : agrafes, boucles d'oreille et bracelets constituaient pour elles des ornements précieux rehaussant leur beauté naturelle.

La chaussure masculine consistait en une sorte de sandale formée d'une peau de bœuf remplissant l'office de semelle et attachée par des courroies autour de la partie inférieure de la jambe ; tantôt cette peau relevée cachait les orteils, tantôt recouvrait au contraire le talon et les parties latérales du pied ; cette sandale était parfois remplacée par une sorte de brodequin lacé sur le dessus. La semelle des chaussures des femmes se composait en général de plusieurs plaques de liège superposées ; un cordon passant entre le premier et le second orteil la retenait et venait s'attacher au bas de la jambe en formant des dessins de fantaisie.

Bien que les portes du théâtre grec fussent ouvertes à tout

caractère austère de leurs mœurs, s'abstenaient de paraître aux représentations des comédies, mais ne fuyaient pas les spectacles tragiques qui constituaient en réalité une véritable cérémonie religieuse.

(1) Sorte de bandeau large au milieu, étroit dans ses deux bouts.

le peuple sans distinction, une tenue et une mise convenables y étaient toutefois de rigueur.

La représentation des comédies et des satires n'était point précédée de l'appareil grandiose qui servait de début au spectacle des tragédies ; l'acteur principal arrivait sur la scène et, dans un prologue composé pour la circonstance, expliquait le sujet de la pièce qu'on allait représenter et sollicitait la bienveillance du public.

L'organisation des chœurs était confiée au corrhége, qui en supportait la dépense ; ce magistrat était choisi par l'archonte parmi les citoyens les plus riches et les plus distingués de la cité, et jouissait d'une grande considération (1).

Le corrhége prenait pour choristes des jeunes gens que la beauté de la voix et la distinction des manières lui avait fait remarquer parmi les membres de sa tribu, présidait ensuite à la confection de leurs costumes et les faisait répéter sous la direction de l'auteur. Les femmes n'étaient point admises dans les chœurs grecs.

Les choristes, au nombre de quinze dans la tragédie et de vingt-quatre dans la comédie, arrivaient sur le timélé précédés d'un joueur de flûte qui réglait leur pas ; ils entraient tantôt de front, tantôt successivement un à un, se subdivisant parfois en deux groupes, sous la direction du corrhège qui prenait au besoin la parole en leur nom et s'adressait, suivant les cas, soit aux acteurs, soit au public.

Après avoir chanté la première strophe à la droite de

(1) Le corrhége de la tribu victorieuse avait le droit de faire inscrire son nom sur le trépied que cette tribu suspendait aux voûtes des temples. Cette fonction finit par devenir une charge ruineuse dont chacun s'efforçait de s'affranchir. Lysias établit qu'un de ses clients dépensa jusqu'à 5000 drachmes, pour deux chœurs de tragédie. On finit par ne plus trouver de corrhége et l'État fut forcé de supporter ces frais énormes.

l'orchestre (1), les chœurs se dirigeaient ensuite vers le côté opposé, marchant en cadence et s'arrêtant un instant au milieu du timélé pour faire face au public; arrivés à la gauche de l'orchestre, ils y chantaient la seconde strophe, et ainsi de suite (2).

Les acteurs tragiques, au début, étaient de véritables fonctionnaires publics appointés par l'État; on a déjà vu d'ailleurs que l'auteur de la pièce représentée figurait habituellement parmi les membres de la troupe, composée de trois personnages principaux, et des figurants.

L'acteur jouant le rôle principal s'appelait le protagoniste, puis venaient ensuite successivement le deuteragoniste et le tritagoniste; lorsque la pièce exigeait un plus grand nombre de personnages, le même acteur remplissait plusieurs rôles.

Les tragédiens grecs étaient largement rétribués (3) et jouissaient d'une considération toute particulière; plusieurs remplirent les hautes fonctions de général d'armées, d'ambassadeur, etc.

Après les guerres du Péloponèse, le nombre des théâtres ayant augmenté rapidement, les acteurs devinrent nécessairement plus nombreux et formèrent des troupes locales subventionnées par les villes et par la libéralité des riches particuliers.

Les grandes dimensions de la salle exigeaient l'agrandissement de la taille et l'augmentation d'intensité vocale des acteurs; il fallait d'ailleurs donner aux personnages représentés la physionomie surhumaine attribuée par la tradition

(1) L'orchestre, ainsi que nous l'avons dit, était surmonté d'une petite plate-forme (timélé) sur laquelle l'autel des dieux était dressé.

(2) Cette marche cadencée était l'embryon de la choragie et de la mime.

(3) Le tragédien Polus entr'autres dont la réputation est parvenue jusqu'à nous, recevait, à lui seul, la somme de un talent (5750 fr.) pour deux jours de représentation.

aux dieux et aux héros. Le protagoniste ne devait pas atteindre, dans certains cas, une taille moindre de quatre coudées (plus de 2 m.), le masque et le cothurne permettaient d'atteindre ce résultat, et pour que les proportions générales du corps fussent gardées, le tragédien était obligé en outre de s'allonger artificiellement les bras, de s'élargir les épaules, et de s'épaissir la poitrine.

Les masques, au début, furent fabriqués, paraît-il, avec des feuilles d'arcion et des écorces d'arbre, mais le bois et le cuir ne tardèrent pas à remplacer ces substances; plus tard, on les confectionna en toile estampée et recouverte ensuite d'un enduit crayeux. Certains auteurs supposent que pour augmenter la résonnance de ces sortes de porte-voix, des incrustations de lames sonores existaient à leur intérieur au niveau de la bouche (1); l'antiquité ne nous ayant légué ces objets que sous la forme représentative, il règne encore une certaine obscurité sur ces appareils de résonnance, dont l'aspect était modifié selon les circonstances par les cheveux et la barbe postiches qu'on y ajoutait (2).

Les masques antiques ménageaient des orifices au niveau des yeux et de la bouche, quelques-uns laissaient le bas de la figure à découvert, quelques autres enveloppaient complètement la tête. Les documents qui nous sont parvenus sur ces objets ne nous permettent point d'établir une distinc-

(1) Plus tard, une certaine pierre que Pline appelle Chalcophone aurait rempli le même office.

(2) On peut classer les masques antiques en deux groupes principaux : les tragiques et les comiques.

Le premier groupe comptait vingt-cinq espèces connues, six pour les vieillards, sept pour les jeunes gens, neuf pour les femmes et trois pour les esclaves; ils expriment la grandeur, l'effroi, la stupéfaction, la douleur. Le second groupe dont la physionomie nous montre le grotesque sous toutes ses formes, l'hilarité, la bêtise et l'étonnement, ne comprendrait pas moins de quarante-trois types connus, neuf de vieillards, dix de jeunes gens, trois de vieilles femmes, quatorze de jeunes filles et sept d'esclaves.

tion entre les masques grecs et les masques romains. Les latins ayant d'ailleurs emprunté aux habitants de la Grèce non seulement les masques mais encore la chaussure et le costume de leurs acteurs, la différence entre les deux théâtres antiques ne repose que sur les productions scéniques et sur certains détails relatifs à la construction des salles et aux habitudes du public.

Nous avons dit que pour se rehausser la taille les tragédiens usaient du cothurne. Cette chaussure, adoptée depuis Sophocle, avait été empruntée aux anciens rois d'Asie et consistait en une épaisse semelle élevant le pied du sol à une hauteur de trois à quatre doigts et allant en se rétrécissant de haut en bas; deux bandes y étaient fixées, passaient entre le premier et le second orteil et se séparaient ensuite pour se croiser plusieurs fois en réseau et aller prendre attache autour de la jambe; ces bandes d'étoffe, de pourpre et d'or, étaient parfois enrichies de pierreries.

Le socque, qui était la chaussure ordinaire des acteurs comiques, correspondait à la sandale de cuir en usage chez les Grecs et que nous avons précédemment décrite.

Le caractère légendaire qui présidait à la confection des rôles des acteurs devait nécessairement s'appliquer aussi à leurs costumes; c'est ainsi que les tragédiens représentant les rois et les reines portaient sur la scène une longue robe serrée à la taille au moyen d'une large ceinture et recouverte d'un manteau de pourpre brodé d'or. La couronne et le sceptre étaient les attributs traditionnels de ces personnages.

Les héros revêtaient la stole, robe tragique descendant jusqu'au talon, bariolée de diverses couleurs et retenue par une ceinture traînante. La couleur blanche de la robe était particulière aux prêtresses ; les guerriers se reconnaissaient à l'écharpe rouge placée sur le vêtement; le noir et les couleurs sombres étaient les emblêmes de la douleur, de la tristesse et du deuil. Le campagnard était simplement vêtu d'une peau de bête et apparaissait sur la scène appuyé sur un bâton et l'épaule chargée d'une besace; le devin portait une sorte de maillot nommé agrenon. Le casque, la mitre, la tiare, etc., constituaient selon les rôles les coiffures des tragédiens (1).

Le costume des comédiens, contrairement à celui des acteurs tragiques, était en rapport avec les usages de l'époque, tout en se modifiant cependant selon la part de grotesque attribuée par l'auteur aux différents personnages représentés (2).

Le jeu de l'artiste différait selon qu'il s'agissait d'interpréter un rôle tragique ou un rôle comique; dans le premier cas, l'acteur criait à tue-tête, dans le second cas, déclamait simplement. L'intensité à donner à la voix était d'ailleurs réglée d'après l'importance du rôle à remplir et le deuteragoniste se serait bien gardé de donner à son organe la même puissance que le protagoniste. Le joueur de flûte, intervenant sur la scène, rappelait du reste, par ses airs, l'artiste dramatique au sentiment de la situation. Le chant lydien exprimait la douleur, le phrygien représentait la passion violente et le dorien correspondait au courage et à la dignité.

Nous avons dit que le proscénium qui au début restait constamment ouvert ne tarda pas à être clos pendant les entr'actes, au moyen d'un rideau sortant de terre. Cette partie de l'édifice était fermée au fond par une cloison qui la sépa-

(1) La tenue des tragédiens, on le voit, n'était qu'une modification du costume oriental usité dans les rites religieux.

(2) Les accessoires des théâtres grecs comprenaient tous les attributs des divinités, des héros, des guerriers, etc., et les différents objets nécessaires à l'accomplissement de l'action interprétée.

rait du postcénium où les acteurs allaient s'habiller, cloison percée de trois portes, une centrale plus importante et deux latérales.

Lorsqu'il s'agissait de la représentation d'une tragédie, la scène offrait le tableau d'un palais à trois étages de portiques, orné de colonnes, de statues et contigu à deux ailes latérales de moindre importance. Quand on représentait une comédie ou une satire, la décoration montrait aux spectateurs la rue ou la place publique d'une ville, la mer, les bois, les bosquets, etc. Cette mise en scène était complétée par les divinités et les fantômes sortant tout à coup des trappes ménagées dans le plancher de la proscène, et par les trigones, sortes de décors à trois faces différentes tournant sur pivot et montrant au public le tableau approprié à la circonstance. Enfin des toiles représentant des vues diverses et mises en mouvement par des machines s'élevaient du sol et permettaient les changements à vue exigés par la pièce (1).

Si nous cherchons maintenant à établir la part attribuée à l'hygiène dans le théâtre grec, nous la trouvons dans le soin apporté par les architectes au choix de l'emplacement de l'édifice, dans la commodité et la multiplicité des moyens de dégagement de la salle, dans la confortable installation des spectateurs (2).

Nous l'observons dans l'appropriation du costume hellénique, aux exigences d'une immobilisation prolongée, aux éventualités d'un changement brusque de température, dans l'heureuse coupure du spectacle permettant au public d'aller prendre, soit dans les galeries extérieures soit au dehors, des aliments et des rafraîchissements (3).

(1) Voir dans notre second volume l'historique de la mise en scène.
(2) Confort relatif, bien entendu.
(3) M. Magnin dit que des rafraîchissements étaient versés dans la

Quant à l'intérêt de la santé des interprètes dramatiques, il n'en était tenu compte en aucune façon. Le port des masques était fort pénible pour les acteurs et la longue durée de la représentation devait les fatiguer horriblement, surtout dans les tragédies où l'artiste était forcé de crier à pleins poumons.

Les applaudissements de l'assistance, les émoluments alloués, et la considération attachée à la profession pouvaient seuls déterminer certains citoyens à affronter volontairement la lourde tâche imposée aux tragédiens. On se figure facilement les émotions que devaient éprouver les Eschyle et les Sophocle pendant qu'ils représentaient eux-mêmes les personnages que leur imagination avait créés, dans l'incertitude où ils se trouvaient au sujet de la réussite des œuvres qui leur avaient coûté tant de peine à composer et tant de fatigue à interpréter.

Le théâtre romain, au point de vue architectural, avons-nous dit déjà, différait du théâtre grec, en ce sens que l'hémicycle et la partie rectangulaire de l'édifice y étaient réunis sans discontinuité; que la scène y était plus développée et comportait en général un certain nombre d'annexes. Le caractère aristocratique de l'empire romain apporta d'ailleurs certains éléments de modification dans la disposition des salles. Nous avons vu que chez les Grecs, les spectateurs étaient sur un pied d'égalité à peu près absolu, il n'en fut plus de même à Rome ; l'orchestre séparé du premier rang de gradins par un soubassement haut de 1m,65 et nommé

salle même, aux spectateurs, lorsque les chœurs entraient en scène.
Les théâtres grecs ne comportaient aucune partie remplissant l'office de cabinets d'aisance, il est présumable que pendant les intermèdes, la foule se répandait dans les alentours de la salle pour satisfaire à ses besoins, c'était là, au point de vue de l'hygiène, une imperfection qu'il convenait de signaler.

podium, fut réservé aux sénateurs, aux édiles, aux vestales, aux ambassadeurs, etc.; la prima cavea donna place exclusivement aux chevaliers, et le public ordinaire alla s'asseoir dans la media (1) et l'ultima cavea.

L'entrée du théâtre n'était point gratuite, comme en Grèce, l'acquisition d'un billet (tessera) était nécessaire, ce billet portait l'indication de la place que le spectateur devait occuper et le nom de la pièce qui devait être représentée.

Les théâtres romains finirent par ne plus être à découvert, et des charpentes furent installées de façon à soutenir une immense toile recouvrant tout l'édifice (2).

Malgré cet abri, la chaleur était parfois excessive. Les spectateurs galants agitaient alors des éventails devant les femmes qu'ils accompagnaient ; d'autres, malgré leur réputation d'élégance et de distinction, ne craignaient point de quitter leurs chaussures pendant la représentation.

Si l'on jetait un coup d'œil sur le costume des assistants, on apercevait tout d'abord la toge, vêtement distinctif des citoyens romains, confectionnée de diverses étoffes selon la convenance de la saison, de couleur blanche chez les riches, de teinte sombre chez les moins fortunés ; cette draperie d'origine étrusque passait habituellement sous l'aisselle droite pour être rejetée ensuite sur l'épaule et laissait ainsi au bras droit la liberté de ses mouvements (3). Sous la toge on voyait la tunique de lin avec ou sans manches, vêtement commun aux hommes et aux femmes (4). Les dames romaines

(1) Toutefois la media cavea comporta des spectateurs plus distingués, car Auguste défendit qu'on y vint en robe de couleur.

(2) Le luxe envahissant du bas empire s'introduisit jusque dans la confection du velarium, et Néron fit broder son image sur le vela de ses théâtres favoris.

(3) L'empereur et les différents magistrats de l'Etat possédaient une toge particulière aux fonctions qu'ils remplissaient.

(4) Remplaçant le chiton grec.

remplaçaient la toge masculine par une longue robe habituellement dépourvue de manches, sur laquelle elles jetaient un ample manteau nommé palla qui dissimulait leurs formes; un voile léger et transparent cachait en partie leur visage. Ces vêtements féminins affectaient d'ailleurs les couleurs les plus variées et étaient ornés de franges et de broderies.

Les Romains, sous la république, portaient les cheveux courts; le luxe de l'empire amena le remplacement de cette mode par celle des frisures (1). Les femmes (2) portaient également leurs cheveux frisés au fer chaud, et parfois les séparaient au milieu par une raie; mais cette dernière disposition de la chevelure n'était permise qu'aux femmes mariées. Des tresses postiches leur permettaient en outre de donner à leur coiffure toute l'élégance désirable (3). Les Romains portaient généralement la tête nue et ne la recouvraient d'un bonnet que lorsqu'ils allaient en voyage; un pan de leur draperie ou un capuchon à leur manteau suffisaient autrement à remplir cet office (4).

Les représentations n'ayant plus à Rome, le caractère religieux qu'elles affectaient en Grèce, les artistes chargés des interprétations scéniques perdirent rapidement leur prestige primitif.

(1) Les Romains qui primitivement portaient la barbe longue, prirent l'habitude de se faire raser, à dater de Scipion l'Africain qui introduisit cet usage.

(2) Les Romaines avaient adopté l'usage des bijoux, à l'imitation des femmes de la Grèce.

Ces ornements atteignaient parfois le dernier degré de la richesse et de l'élégance.

(3) Lorsque la mode des cheveux blonds se répandit dans l'empire, les élégantes, qui pour la plupart possédaient une chevelure noire, employèrent des procédés de teinture et eurent recours aux perruques pour se conformer à l'usage du jour.

(4) La chaussure des Romains n'était pas sensiblement différente de celle des Grecs, et nous ne mentionnerons ici que le luxe de certaines sandales de femmes, brodées d'or et enrichies de pierres précieuses.

La profession d'acteur, interdite pendant longtemps aux citoyens romains finit par être mise pour ainsi dire à l'index; il fut défendu aux sénateurs de rendre visite aux comédiens et l'on considéra même comme un acte inconvenant de leur adresser la parole en public. Quelques hommes d'élite surent s'affranchir de ce préjugé aussi absurde qu'injuste, si l'on en juge par l'intimité de Ciceron avec l'acteur Roscius.

Les femmes furent admises sur la scène romaine; mais le mépris dont elles étaient l'objet eut pour conséquence d'amener le grand relâchement de leurs mœurs.

Au point de vue des émoluments, les acteurs romains n'eurent rien à envier aux Grecs, si l'on en juge par Aesopus qui aurait laissé à son fils une fortune de vingt millions de sesterces (5,560,000 francs) (1).

Lorsque nous avons parlé des œuvres d'Andronicus, nous avons rappelé que cet auteur également acteur, ayant la voix fatiguée, dut placer devant le joueur de flûte un jeune esclave qui chantait pour lui le canticum, ce qui lui permit de rendre son rôle avec plus d'expression (2).

L'innovation d'Andronicus fut vraisemblablement l'origine de l'usage bientôt consacré de séparer le rôle scénique du rôle chanté.

C'est dans cette séparation qu'il est permis de retrouver l'embryon de la distinction entre le chant et la déclamation dramatique (3).

Une invention heureuse des auteurs latins fut la division

(1) D'autre part, le prologue de l'Amphytrion de Plaute, nous apprend que les cabales destinées à influencer le jury chargé de la distribution des récompenses, ne leur étaient pas inconnues.

(2) Les cantica étaient des sortes de monologues chantés qui faisaient partie des drames latins, complétés d'autre part par les diverbia ou dialogues et par les chœurs.

(3) De même s'était établie dans le théâtre grec, après Alexandre, la distinction entre la choragie et le chant.

des pièces en cinq actes, division basée d'après les épisodes des tragédies et des comédies grecques.

Pendant les entr'actes des tragédies, quelques airs de flûte avec peu de paroles, pendant ceux des comédies, quelques intermèdes de mimes, amusaient la partie du public restée dans la salle. A quelque différence près, différence que les habitudes luxueuses de Rome devaient naturellement entraîner, le costume des tragiques latins était le même que celui des acteurs grecs; quant à celui des comédiens il était incontestablement plus varié. Les vieillards portaient un manteau rouge et noir, les jeunes gens s'habillaient de rouge, les jeunes femmes endossaient une tunique de pourpre bordée de franges de couleur, les parasites se mettaient en noir; l'esclave se reconnaissait à son habit jaune rayé de blanc et à son petit manteau attaché sur les épaules, la courtisane enfin avait ordinairement pour costume la tunique bleue ou rouge avec broderies d'or et le manteau blanc. Le grotesque, dont la note était si prononcée chez les comédiens romains, tint une grande place dans la confection d'un certain nombre de vêtements comiques et ne respecta pas même les dieux, si nous en jugeons par la figure ridicule que Plaute, dans son Amphitryon, nous a donnée de Jupiter et de Mercure avec leur pantalon collant et leur ventre rebondi. Les coiffures et les chaussures des acteurs latins ne différaient point sensiblement de celles que portaient les tragédiens et les comédiens de la Grèce, aussi nous dispenserons-nous d'en parler spécialement. Notons, pour terminer cette description du costume des artistes dramatiques romains, que quelques-uns d'entre eux finirent par renoncer au masque traditionnel. Mais ce furent plutôt les comiques et les mimes qui se permirent cette dérogation à la coutume.

La préoccupation des architectes latins d'appliquer les

règles de l'hygiène à l'installation des théâtres se trouve clairement indiquée dans les œuvres de Vitruve.

L'éminent architecte commence par exposer l'importance que les hommes de l'art doivent attacher à la connaissance des principes de la musique, l'application de ces règles étant indispensable à la construction et au placement des echea.

Ces vases, dit l'auteur, devront avoir des proportions telles que leurs sons soient à la quarte, à la quinte et à l'octave les uns des autres, afin de donner à la voix du comédien plus de force, de distinction et de douceur; on les suspendra dans des chambres ménagées sous les degrés du théâtre, l'ouverture dirigée vers la scène. Vitruve s'occupe ensuite: de l'emplacement de l'édifice qu'on devra choisir de telle sorte que rien n'y puisse empêcher le retentissement de la voix, de l'orientation de la salle qui devra regarder le nord, et entre dans de nombreux détails pour indiquer la façon dont on devra dessiner les différentes parties du monument (1).

L'auteur insiste tout particulièrement sur la place et

(1) Pour dessiner ce plan, il faut se placer, au milieu du terrain choisi, décrire du centre adopté, une circonférence correspondant au bas du théâtre, y inscrire quatre triangles équilatéraux ayant pour côté le rayon de la dite circonférence; une ligne unissant le sommet des deux triangles inférieurs déterminera le fond de la scène, tandis que le diamètre servant de base à ces quatre triangles et parallèle à la ligne précitée fixera la séparation de la proscène et de l'orchestre. La proscène devra être à cinq pieds du sol, la gradination devra être établie de telle sorte que les sommets des triangles, inscrits dans la circonférence, règleront l'alignement des escaliers de la première cavea. Les passages de la seconde cavea seront réglés par le prolongement des lignes partant du centre circonférenciel pour aboutir au milieu de la ligne réunissant les deux passages successifs de la première cavea, et de même pour la troisième cavea. Les sommets des deux triangles inférieurs fixeront sur la scène les portes des étrangers, tandis que le milieu de la ligne intermédiaire réunissant ces deux sommets indiquera l'emplacement de la porte royale, enfin les entrées de la scène seront déterminées par le point médian circonférenciel séparant la porte des étrangers de la limite antérieure de la scène.

les dimensions à donner aux entrées et aux sorties qui devront conserver leur indépendance, ne point présenter de détours, et termine son travail par la description de l'ornementation de la scène (1).

Du temps de Vitruve, Rome ne possédait point de théâtre en pierre construit selon ses préceptes, mais il en existait dans plusieurs villes de Grèce et d'Italie (2).

Les exigences des répétitions et du service de la scène déterminèrent les architectes latins à ajouter au proscénium, un postscénium assez vaste pour permettre aux acteurs de se costumer et de se reposer pendant les intermèdes, une ou plusieurs salles de réunion pour les choristes et différentes annexes pour la réserve des décors.

A l'imitation des Grecs, les Romains installèrent dans certains théâtres des sources jaillissantes destinées à rafraîchir la température; quelques auteurs prétendent même que le raffinement du luxe alla jusqu'à répandre sur les spectateurs une pluie d'eau parfumée.

Si nous recherchons les progrès apportés par les latins à

(1) Vitruve entrant dans les détails de la gradination dit que les paliers en forme de ceinture délimitant les cavea ne devront pas dépasser telle hauteur déterminée (1 mètre 65), car s'ils étaient trop élevés, ils rejeteraient la voix en haut. Tous les gradins devront avoir une élévation uniforme, pas moindre d'un pied et d'une palme, pas supérieure à un pied et six doigts, de telle façon qu'une ligne tirée de l'angle supérieur du plus bas degré à l'angle supérieur du plus élevé passe successivement par le sommet de tous les degrés intermédiaires. Quant à la largeur de ces gradins, elle devra atteindre au moins deux pieds et ne pas dépasser deux pieds et demi. Selon cet architecte la hauteur du portique supérieur de la salle devra être la même que celle de la toiture de la scène, car, ajoute Vitruve, la voix qui monte en passant sur l'extrémité des gradins et qui va ainsi jusqu'au haut de ce toit se perdrait aussitôt parvenue à l'endroit où elle manquerait, s'il était plus bas.

(2) Au début, la plupart des théâtres de Rome étaient en bois, ce qui les rendait sonores, et lorsque les acteurs voulaient donner plus de retentissement à leur voix, ils se tournaient vers la cloison formant le fond de la scène.

l'hygiène du théâtre, nous les trouvons dans le confort de l'installation de leurs salles désormais abritées par le velarium, dans la distinction des places selon les diverses classes sociales et dans la diminution de durée des représentations (1).

Du côté des acteurs, il convient de remarquer également une certaine amélioration dans les conditions sanitaires professionnelles.

La séparation du chant et de la déclamation diminua les fatigues des interprètes dramatiques, aussi bien que l'augmentation et la régularisation des entr'actes qui leur offrit des moments de repos nécessaire. La création du postscénium et de ses annexes permit aux principaux artistes de s'isoler de la foule des figurants et des choreutes, et de se livrer plus librement et plus commodément à leurs préparatifs scéniques.

La possibilité dans certains cas de se dispenser du port du masque fut enfin un progrès qu'il convient de signaler ici (2).

Les mystères du moyen âge, ainsi que nous l'avons dit déjà, naquirent des cérémonies figuratives créées par le sacerdoce catholique, telles que la Crèche de Noël, les trois rois Mages, le Sépulcre, les trois Maries de Pâques, l'Ascension du Christ, etc. La pompe des grandes fêtes atteignit son apogée au douzième siècle et le Jubé des églises devint alors une véritable scène où se déroulaient les différents épisodes du drame lithurgique.

Le clergé avait sa place toute marquée dans le chœur, les grands seigneurs et leurs dames s'installaient dans les gale-

(1) Les imperfections de l'optique des salles, et l'absence des cabinets d'aisance, particularités déjà signalées à propos des théâtres grecs, persistent dans les théâtres latins.

(2) L'installation des salles de répétition facilita les études dramatiques et les rendit moins fatigantes.

ries supérieures, s'appuyant sur les balustres garnis pour la circonstance de drap d'or et de velours. Les écuyers et les hommes d'armes debout occupaient le milieu de la nef, tandis que le peuple se plaçait dans les bas côtés, les hommes à droite et les femmes à gauche.

Le nombre des acteurs augmentant et la foule des fidèles devenant sans cesse plus nombreuse, le jubé fut bientôt trop petit pour ces représentations religieuses et la scène fut successivement transportée dans le parvis de l'église, puis en dehors même de l'édifice.

Dans son ouvrage sur les origines de la langue française, Littré trace un tableau fort intéressant de la représentation d'un mystère au douzième siècle.

Le spectacle a lieu devant l'église, des échafaudages ont été dressés et l'on aperçoit à leur sommet une sorte de jardin garni d'arbres chargés de fruits, c'est le paradis terrestre, au-dessous de ce jardin se trouvent Adam et Eve. Du côté opposé sont représentées les portes de l'enfer gardées par Satan et les démons. Un prêtre jouant le rôle de Dieu sort de l'église et donne au premier homme et à sa compagne la possession du paradis, puis paraît le serpent légendaire, automate habilement construit qui grimpe et s'enroule autour de l'arbre de la science. La scène de la tentation a lieu et la désobéissance une fois commise, des diables arrivent aussitôt qui enchaînent les deux coupables et les précipitent dans l'abîme infernal, d'où s'échappent des flots de fumée. Des chants d'église appropriés aux diverses phases du mystère, interrompent les dialogues et rien n'est épargné pour donner au drame toute la pompe désirable, le Seigneur porte un habit d'évêque, Adam a une tunique rouge, Eve un vêtement blanc et un voile de soie de même couleur, Caïn qui intervient à son tour porte un costume rouge, tandis que son frère Abel est vêtu de blanc. La cérémonie se termine par le défilé des prophètes. Chacun d'eux, revêtu de son costume et de ses attributs, sort du paradis et harangue la multitude. Les prêtres et quelques fidèles de bonne volonté composaient ces troupes d'acteurs improvisés; les recommandations contenues dans les textes latins sur la façon d'interpréter les différents rôles prouvent en effet qu'il ne s'agissait point là de comédiens de profession.

Parmi les nombreuses confréries organisées principalement en vue de la représentation des mystères se signalait particulièrement, dès le quatorzième siècle, la Société des frères de la Passion dont la baraque était établie au village de St-Maur-les-Fossés, près Paris. Leurs spectacles gratuits étaient annoncés à cri public dans les carrefours de la ville, les nobles s'installaient commodément sur des estrades et s'y faisaient même servir leurs repas, les bourgeois et le peuple, confondus au milieu et en dehors de l'enceinte, se tenaient debout.

Rappelons ici rapidement la tenue des spectateurs accourus en foule pour assister à ces représentations religieuses. Les différentes classes sociales se distinguaient entre elles à la richesse et à la finesse des vêtements, mais la forme du costume restait à peu près uniforme. Les hommes portaient la braie, caleçon de tricot de laine ou de soie retenu aux hanches au moyen d'une ceinture nommée braier et descendant jusqu'au jarret pour recouvrir les chausses, bas de couleur appareillée à celle de la braie. Le haut du corps était revêtu de la cotte, sorte de blouse à manches ajustées, recouverte elle-même de la surcotte, ou cotte hardie, grands fourreaux plus ou moins luxueux laissant à découvert les manches de la cotte. Deux genres de manteaux étaient en usage, l'un retenu en avant par une bride transversale recouvrait le dos et les épaules et était ouvert sur la poitrine, l'autre fendu sur le côté droit se retroussait sur le bras gauche et était accompagné d'un large collet de fourrure. La tête était recouverte du chaperon qui se transforma rapidement en toque; les souliers de cuir ou de basane, les poulaines et les estiviaux constituaient les principales chaussures usitées à cette époque. Le costume des femmes ne différait de celui des hommes qu'en ce que la cotte et la surcotte traînantes remplissaient l'office de robes. Quant au chaperon féminin, qui conserva plus longtemps sa forme que la coiffure masculine, il se composait d'une carcasse de laiton recouverte d'une étoffe brodée ou d'une passementerie (1).

M. Magnin nous apprend que vers le milieu du quinzième siècle, le cadre scénique prit une importance considérable. Aux deux étages superposés représentant le ciel et la terre, on substitua une foule de petites pièces placées à différents plans et hauteurs, pour figurer le Paradis, l'Enfer, Jérusalem, l'Egypte, Rome, etc. Lorsqu'un acteur était appelé par son rôle sur la scène, il se rendait dans le compartiment qui lui était destiné et qu'une inscription particulière désignait, y remplissait son jeu et venait ensuite reprendre sa place sur des gradins spéciaux disposés de chaque côté du théâtre.

Un prologue de l'auteur avertissait d'ailleurs les assistants des divers épisodes représentés et un office religieux avait lieu au commencement et à la fin du spectacle.

Les interprètes scéniques de cette époque n'avaient aucune considération pour l'exactitude du costume, mais conservaient sévèrement la tradition des déguisements (2); il leur arrivait

(1) Nous rappellerons qu'à cette époque les bijoux étaient les ornements exclusifs de la noblesse, leur forme portait l'empreinte de l'esprit religieux et du mysticisme du moyen âge.

(2) Les diables étaient habillés en noir, les anges en bleu, en blanc ou en

souvent de parcourir la ville en voiture avec tout le matériel qui devait servir à la pièce et d'en faire eux-mêmes l'annonce.

A côté des mystères (1), qui occupaient le premier rang parmi les productions dramatiques de l'époque, venaient se placer les farces et les moralités (2); ces deux derniers genres étaient interprétés par de véritables acteurs de profession.

Les confrères de la Passion, après s'être successivement fixés dans l'église de la Trinité et dans l'hôtel de Flandre (3), finirent par s'adjoindre, ainsi que nous l'avons dit précédemment, la troupe des Enfants Sans-souci, et obtinrent du Parlement en 1548 la confirmation du privilège qui leur était accordé depuis plus d'un siècle. Ils s'installèrent à l'hôtel de Bourgogne, mais il leur fut interdit de représenter désormais des mystères.

Si nous examinons le rôle de l'hygiène du théâtre pendant le moyen âge, nous le trouvons réduit à sa plus simple expression. Les représentations se passent soit dans les anciennes salles, datant de l'époque romaine, appropriées au genre dramatique nouveau, soit dans les églises, soit dans des baraques improvisées où la foule s'entasse sans confort. Seuls les membres du clergé et de la noblesse se réservent les meilleures places et s'installent commodément.

rouge; Dieu portait le costume cérémonial de l'évêque ou du pape, les acteurs représentant les âmes du Paradis se couvraient de voiles blancs et les damnés étaient vêtus de noir.

(1) Certains de ces mystères prirent une telle importance qu'il en existait qui ne comptaient pas moins de 80,000 vers. Leur représentation durait plusieurs semaines avec interruption de quelques jours.

(2) Les moralités tenaient le milieu entre les mystères et les farces.

(3) Ils avaient représenté devant François Ier les actes des apôtres, pièce qui ne comptait pas moins de 6200 vers et qui avait nécessité la présence de 500 figurants.

Il est à remarquer que tous les efforts sont portés vers la mise en scène dans laquelle on fait intervenir les moyens capables d'éblouir les yeux, de frapper les esprits et de les subjuguer par le mysticisme, mais l'application des règles hygiéniques élémentaires est absolument négligée.

Le théâtre de l'hôtel de Bourgogne n'était qu'une masure dépendant de cette propriété et mesurait 17 toises de long sur 16 de large. Les confrères finirent par ne plus monter sur les planches et louèrent successivement leur salle à différentes troupes françaises et italiennes, se réservant seulement deux loges grillées dans lesquelles ils se tenaient lors des représentations.

Cette salle était située rue Saint-François, aujourd'hui rue Française, à l'angle de la rue Mauconseil. Elle pouvait contenir près de 2,000 personnes, mais son plafond peu élevé en rendait l'atmosphère étouffante, la scène créée en vue de la représentation des mystères était fort profonde, mais se trouvait diminuée par des tentures, lorsqu'il s'agissait d'y jouer des farces; une rangée de chandelles établie le long de la rampe et un porte-flambeau garni de bougies de cire jaune et suspendu au dessus des acteurs constituaient tout l'éclairage de l'édifice. Au pourtour de la salle existaient deux rangs de loges superposées; chacune de ces loges contenait une douzaine de spectateurs.

La partie centrale du vaisseau était réservée au parterre où le public se tenait debout; la demi-obscurité qui y régnait et les ténèbres absolues des couloirs et des escaliers favorisaient les scandales et les manœuvres des filous.

Quelques acteurs de l'hôtel de Bourgogne, entr'autres l'un de ses directeurs, Laporte, et sa femme, Marie Vernier, la première comédienne qui se hasarda à paraître sur les planches de ce théâtre (1), se séparèrent de leur troupe et allèrent, en 1600, s'installer rue de la Poterie, dans une maison nommée Hôtel d'Argent.

L'autorisation d'ouverture de cette nouvelle salle, (théâtre du Marais), fut accordée moyennant la redevance d'un écu tournois par représentation, en faveur des confrères de la Passion.

Les rues boueuses et tortueuses qui conduisaient à ce théâtre étaient de vrais coupe-gorge lorsque venait la nuit, aussi une ordonnance du 12 novembre 1609, astreignit-elle les théâtres à ouvrir leurs portes à une heure de l'après-midi, à commencer le spectacle à deux heures, et à le terminer vers quatre heures et demi.

Le costume des assistants s'était notablement modifié depuis les premières représentations des mystères.

La cotte s'était progressivement transformée en un justaucorps analogue au corsage des femmes, la braie avait été remplacée par la chausse étroite avec trousse bouffante autour des reins et la fraise godronnée maintenue par des fils de laiton venait de faire son apparition. Les femmes portaient de longues jupes serrées à la taille et fendues en avant pour laisser apercevoir un second jupon plus ou moins richement garni, leur corsage ajusté et orné de passementeries et de broderies était allongé et pointu par devant; leurs cheveux séparés par une raie médiane étaient rélevés en rouleaux et recouverts d'un petit toquet. Les hommes portaient sur le côté de la tête une toque unie ou cannelée et la poulaine avait disparu pour faire place au soulier à crevés.

Quant aux costumes des acteurs, ils n'avaient aucun

(1) Jusque là les rôles des femmes étaient joués par des hommes portant un costume féminin et empruntant la voix de fausset.

rapport avec la réalité et commençaient à affecter les formes les plus fantaisistes.

La déclamation des comédiens de cette époque visait principalement au retentissement de la voix et à l'exagération des rôles, il en résultait pour l'acteur des efforts qui n'étaient pas sans danger.

La décoration scénique, loin d'avoir l'importance qui lui était accordée du temps des premières représentations des mystères, avait été peu à peu négligée et était devenue aussi pauvre que possible.

Par les descriptions qui précèdent, il est facile de constater que depuis trois siècles, l'hygiène des théâtres n'avait pas fait de progrès sensibles. Les salles mal éclairées, insuffisamment aérées, n'offraient encore aucun confort aux assistants, les accès en étaient insuffisants et les abords incommodes.

La troupe du Marais finit par changer de local et alla s'installer dans un ancien jeu de paume de la rue Vieille-du-Temple, quant aux confrères de la Passion ils conservèrent leur privilège jusqu'au 7 novembre 1629, date à laquelle un arrêt le supprima.

L'abolition de ce monopole augmenta le nombre des troupes scéniques. A la mort de Molière (1673), Paris en comptait cinq, celle du Palais-Royal, de l'Hôtel de Bourgogne, du Marais, de la Comédie-Italienne et de l'Académie royale de musique, sans compter les troupes foraines.

Ces dernières emportant avec elles tout leur matériel scénique, parcouraient la province et s'arrêtaient dans les localités où, moyennant redevance aux pauvres et à l'hôpital, elles pouvaient ouvrir leur théâtre dans des jeux de paume, des granges ou des baraques (1).

(1) La corporation des comédiens avait ses statuts et était animée d'un grand esprit de camaraderie.

Un fait caractérise cette époque au point de vue de l'architecture des théâtres, c'est l'installation des salles dans les bâtiments affectés précédemment au jeu de paume. Une estrade élevée à l'une des extrémités de la salle formait le plancher de la scène, quelques châssis placés sur ses côtés et en arrière, servaient de séparation avec les coulisses et de soutien aux décors. Une galerie élevée au pourtour formait les loges et toute la partie du rez-de-chaussée située en avant de la scène était occupée par les spectateurs du parterre.

Les seigneurs et les élégants prenaient place sur des banquettes installées sur la scène le long des coulisses. Le prix du parterre au Palais-Royal était de dix-huit sous en 1699, il fut porté ensuite à vingt sous ; on payait 4 livres pour prendre place sur les banquettes ou dans les premières loges de face, les loges de côté ne coûtaient que 2 livres. Ces prix assez élevés pour l'époque ne permettaient le plaisir habituel du théâtre qu'aux gens jouissant d'une certaine fortune.

Nous avons vu quelles difficultés rencontrait le public pour se rendre aux différents théâtres de Paris, par des rues qui n'étaient pas toujours sûres; la disposition des salles ne laissait pas moins à désirer que leur accès au point de vue de la sécurité des spectateurs. Ces bâtiments, construits

A côté d'acteurs illettrés on rencontrait dans les troupes, des étudiants, des poètes, voire même des gentilshommes.

Les théâtres des boulevards, originaires des théâtres des foires St-Germain et St-Laurent avaient l'habitude d'avoir des crieurs ou aboyeurs à leur porte annonçant le spectacle.

Le crieur du théâtre Nicolet avait conquis une grande réputation sous ce rapport. L'usage s'en continua longtemps et en 1854-55 le théâtre des Funambules avait encore son aboyeur.

Le dernier crieur a été celui du théâtre Séraphin.

Les affiches monstres des théâtres furent introduites en France par Ribié, le directeur de la Gaité après Nicolet.

en bois et en plâtre présentaient de fort mauvaises conditions de solidité et étaient exposés à un grand nombre de chances d'incendie. L'extérieur n'avait rien de monumental, les portes d'entrée, les couloirs étaient insuffisants comme nombre et comme largeur, l'éclairage établi au moyen des chandelles de suif dont nous avons déjà parlé et qu'il fallait moucher pendant les entr'actes laissait fort à désirer. Les spectateurs du parterre, debout pendant la durée de la représentation, serrés les uns contre les autres, étouffaient littéralement de chaleur et ne voyaient qu'assez imparfaitement les acteurs. Embarrassés de leurs manteaux, de leurs coiffures, de leurs cannes ou de leurs épées, ils devaient se tenir constamment en garde contre les agissements des filous.

Les assistants placés dans les galeries latérales avaient l'avantage d'être assis, mais ne faisant point face à la scène, étaient forcés de se tenir la tête constamment tournée vers les acteurs.

Seuls, les spectateurs de la galerie de face et des banquettes de la scène, se trouvaient installés dans des conditions relativement favorables. Ces derniers, en revanche, gênaient considérablement le jeu des comédiens et nuisaient singulièrement à l'illusion du spectacle.

L'acoustique devait être assez satisfaisante dans ces bâtiments dont les dimensions étaient modérées et dont la construction favorisait la sonorité. Il arrivait cependant bien souvent que le bruit des conversations et des discussions du public couvrait la voix des artistes.

Cet état de choses si contraire aux notions les plus élémentaires de l'hygiène, si écarté de la perfection relative de l'organisation des théâtres anciens dura jusqu'à la fin du dix-huitième siècle (1).

(1) Voltaire écrivait en 1749 : « Nous courons aux spectacles et nous

Dans les dernières années du règne de Louis XIV, l'influence de Madame de Maintenon, avons-nous dit, avait, dans une certaine mesure, éloigné la cour des théâtres ; la régence du duc d'Orléans imprima au contraire un grand essor à l'art dramatique.

L'Académie royale de musique, installée par Lulli, donnait trois représentations par semaine, au Palais-Royal, c'était le rendez-vous des gens riches et titrés (2). On y louait sa loge à l'année et cette satisfaction était souvent chèrement disputée, vu le nombre relativement restreint des places disponibles. L'heureux locataire d'une loge faisait graver son nom et son blason sur la porte d'entrée et en conservait précieusement la clef.

On ne se rendait qu'en grande toilette à l'Académie royale de musique, les hommes avec la culotte courte collante, les bas de soie retenus au-dessus du genou au moyen de jarretières élégantes, les souliers à talon rouge, le grand habit brodé (3) laissant voir la veste et le jabot de dentelle ou de mousseline sur lequel venait tomber une cravate de même étoffe. Le costume du spectateur (et c'est le gentilhomme que nous prenons ici comme type), était complété par la perruque poudrée de l'époque, le chapeau de feutre alors à la mode, et l'épée portée au moyen du ceinturon ou suspendue à l'écharpe. Le visage était généralement rasé, la moustache et la barbiche étaient cependant portées par quelques seigneurs.

sommes indignés d'y entrer d'une manière si incommode et si dégoûtante, d'y être placé si mal à l'aise, de voir des salles si grossièrement construites, des théâtres si mal entendus, et d'en sortir avec plus d'embarras et de peine qu'on y est entré. »

(2) La salle du Palais-Royal offrait aux spectateurs des conditions hygiéniques qui, pour être encore fort insuffisantes, étaient cependant moins défectueuses que celles de tous les autres théâtres de Paris; elle contenait 1500 spectateurs.

(3) Ce grand habit était parfois fermé.

La toilette des grandes dames variait à un tel point qu'il serait impossible de la préciser exactement ; les vêtements affectaient des formes diverses empruntant, à l'époque et à l'antiquité, des noms parfois fort mal appropriés, robes à la Ramponneau, à la Jeanne d'Arc, à la Grec, etc. Ce qui caractérisait surtout le costume féminin de cette période, c'était l'énormité de la perruque et le développement exagéré du panier, sorte de cage en jonc, ou en bois léger, soutenant un petit jupon sur lequel venait se placer la robe à queue richement ornementée et habituellement décolletée (1).

A la fin du spectacle, le suisse du théâtre faisait avancer l'équipage des grands seigneurs, déclinant à haute voix leurs noms, titres et qualités. D'autres places fort recherchées étaient celles des banquettes de la scène ; au Théâtre-Français on en comptait jusqu'à quatre rangs, disposés de chaque côté des coulisses et séparés par une simple balustrade dorée, de la partie réservée aux artistes. Sur ces banquettes, gentilshommes et petits-maîtres aimaient à étaler en public leur luxe et leur élégance, et c'était à qui s'y ferait remarquer. Dans les représentations extraordinaires, une autre rangée de banquettes était ajoutée en avant de la balustrade, en outre une cinquantaine de personnes se tenaient debout au fond de la scène, de telle sorte qu'il leur fallait, à certains moments, se déplacer, pour laisser passer les artistes.

Le parterre était la partie de la salle la moins recherchée,

(1) Vers l'année 1746, les femmes adoptèrent la singulière mode des mouches, introduite par la duchesse du Maine, elles s'en plaçaient sept à huit, et se seraient bien gardées d'aller au théâtre sans emporter la boite qui les contenait et leur permettait de remplacer celles qui auraient pu disparaître. A cette époque, la noblesse affectait un grand luxe dans ses bijoux, bracelets, boucles d'oreilles, colliers, bagues, aigrettes, agrafes, boutons, ornements 'habits et de chaussures, montres, tabatières, etc.

mais c'était de là que partaient les applaudissements et les sifflets; aussi les auteurs et les acteurs prenaient-ils grand soin de s'attirer la faveur d'un public, où amis et ennemis se chargeaient de recruter, selon les cas, des claqueurs enthousiastes ou des siffleurs effrénés. Il arriva que le bruit des conversations des spectateurs du parterre et le trouble causé par leurs fréquentes querelles forcèrent l'autorité à intervenir; la police, afin d'assurer le bon ordre, fit alors placer derrière eux, un cordon de soldats.

On finit par reconnaître aussi tous les inconvénients résultant de la présence sur la scène des spectateurs qui, au nombre de cent cinquante environ, venaient prendre place dans l'intention surtout de se faire admirer.

Les plaintes réitérées de Voltaire et la généreuse intervention de Lauraguais, qui s'engagea à indemniser les intéressés de la diminution des recettes que l'innovation devait entraîner, eurent pour résultat en 1759 la suppression définitive des banquettes de la scène. Ces places furent remplacées par des bancs construits dans la partie du parterre la plus rapprochée de la scène, et c'est ainsi que furent installés les premiers fauteuils d'orchestre de nos théâtres.

Après la mort de Molière, la troupe des fossés Saint-Germain conserva fidèlement les traditions du grand art dramatique et ne cessa pas de porter le titre flatteur de comédiens ordinaires du roi.

Ces artistes formaient entr'eux une société autorisée par privilège royal à régir elle-même son théâtre, sous la surveillance immédiate des quatre premiers gentilshommes de la chambre. Cette organisation, tout en laissant à la troupe le droit de décider, par vote, des questions concernant son intérêt général, avait le défaut de la placer sous la dépendance absolue du bon plaisir des contrôleurs royaux (1).

Les comédiens français, au point de vue de leur administration, avaient aussi à compter avec l'intendance des menus plaisirs de la Cour, qui, prenant à sa charge les frais d'entretien de la salle, de la décoration scénique, et une partie des dépenses entraînées par les costumes, s'immiscait ainsi à tout instant dans leurs affaires.

Malgré ces difficultés, la troupe française, vivant en partie aux dépens de son ancien répertoire, arrivait à offrir à ses sociétaires d'assez beaux bénéfices.

Bien différente était la situation de l'Académie royale de musique, le public ordinaire réclamait sans cesse des œuvres nouvelles fort dispendieuses à créer; il en résultait que les recettes étaient toujours inférieures aux dépenses, et que le trésor royal devait intervenir pour combler le déficit.

Cet état de choses détermina l'administration des menus plaisirs à confier la régie des théâtres à de riches financiers, mais la ruine étant le résultat presqu'inévitable de ce coûteux honneur, il fallut bien finir par renoncer à ce moyen. L'Opéra fut alors donné à perpétuité à la ville de Paris et la direction en fut confiée au prévôt des marchands. Après plusieurs tentatives infructueuses pour confier cette exploitation à des particuliers compétents, la ville se vit définitivement forcée d'en supporter seule la lourde charge.

En 1760, le personnel de l'Académie royale de musique ne comptait pas moins de cent cinquante personnes : artistes,

(1) Les gentilshommes de la Chambre ne se contentaient pas d'accorder des pensions de retraite aux artistes, de juger les différents qui pouvaient s'élever entr'eux ou entre le public et la troupe, ils ordonnaient encore les débuts, présidaient à la distribution des rôles et à la composition des spectacles.

danseurs, musiciens, employés, machinistes, sans parler des élèves de son école de chant et de danse de la rue Saint-Nicaise.

L'incendie du 6 avril 1763, força la troupe de l'Opéra à changer de domicile et à s'installer provisoirement dans le théâtre des Tuileries, pendant que Moreau s'occupait de la réédification du monument sur son ancien emplacement. L'architecte apporta un certain nombre d'innovations dans la construction de cette salle pour laquelle il adopta la forme circulaire (1).

L'agrandissement de ce théâtre devait nécessairement entraîner l'augmentation du personnel qui fut porté à 300 membres.

Malgré l'élévation du prix des places (2) l'inauguration de la nouvelle salle, avec la reprise de Zoroastre, attira un nombre considérable de spectateurs. Une ordonnance royale intervint alors fort à propos pour régler la police extérieure et intérieure du théâtre.

Les costumes des acteurs et des actrices de cette époque étaient très riches et très éclatants, mais absolument fantaisistes. Ceux ou celles qui les portaient et les inventaient n'avaient nul souci de leur donner un caractère de vérité historique. Les frais qu'entraînaient les travestissements étaient fort coûteux, si l'on en juge par la garde-robe de Bellecour, qui ne lui avait pas coûté moins de 30,000 francs, et celle de Le Kain, dont la valeur s'élevait à

(1) Des loges d'avant-scène y furent créées; les autres loges y furent installées à découvert, et un certain nombre de précautions furent prises contre l'incendie; la scène fut également aménagée en prévision d'une décoration et d'une machination plus perfectionnée.

(2) Premiers balcons, 10 livres. — Amphithéâtre, 7 livres 10 sous. — Seconds balcons, 7 livres 10 sous. — Premières loges, 7 livres 10 sous. — Secondes loges, 4 livres. — Troisièmes loges, 3 livres. — Paradis, 2 livres. — Parterre, 2 livres.

une cinquantaine de mille francs. Ce dernier artiste et Mlle Clairon eurent le mérite de renoncer à tous ces costumes ridicules et de s'appliquer à suivre les saines traditions de l'histoire.

Le dix-huitième siècle, on le voit, par ce qui précède, ne fut pas très heureux au point de vue des applications de l'hygiène dans les théâtres. Nous avons signalé plus haut les imperfections des salles de spectacle ; rappelons ici l'incommodité du costume des assistants, congestionnés par leurs perruques échauffantes, les inconvénients de la toilette des spectatrices, dont les paniers encombrants rendaient pénible le séjour prolongé sur les banquettes.

Observons la fâcheuse influence que devait avoir sur la santé du public l'air confiné et la chaleur de ces lieux de réunion ; ajoutons enfin à ces nombreux défauts, la fatigue à laquelle étaient exposés les spectateurs du parterre qui, debout, pressés et mal éclairés, faisaient des efforts inouïs pour suivre des yeux et des oreilles un jeu scénique que le tumulte rendait parfois incompréhensible.

Les artistes, de leur côté, n'étaient point mieux partagés; l'exiguïté des locaux affectés à leurs apprêts, la chaleur des coulisses et de la scène, l'embarras de jouer entourés d'un cercle vaniteux disposé à la critique, la mauvaise appropriation du costume, l'exagération vocale de la diction, telles étaient quelques unes des conditions défavorables, dans lesquelles ils se trouvaient.

Si l'on ajoute à ces difficultés les humiliations auxquelles le public parfois les condamnait, on reconnaitra quelle puissance devait avoir chez eux la vocation, pour les décider à embrasser une profession qui était hérissée de tant d'obstacles.

Le dix-huitième siècle vit s'ouvrir un grand nombre de théâtres particuliers, à côté des scènes publiques dont nous venons de parler. Ces salles qui ne comportaient qu'un nombre fort limité de places, destinées aux spectateurs invités, et choisis dans l'entourage et dans le monde de leur propriétaire, offraient pour la plupart une installation fort confortable pour l'époque. Plusieurs de ces théâtres, tels que celui de Voltaire, où Le Kain commença à se former, servirent au début de quelques grands artistes. Cette mode avait été inspirée et était entretenue par les monarques eux-mêmes, qui se faisaient gloire de chanter, déclamer et figurer dans les ballets créés pour la circonstance.

Parmi les principaux théâtres de société du dix-huitième siècle, ceux de la duchesse du Maine à Sceaux, de Madame de Pompadour à Versailles, de Marie-Antoinette à Trianon, méritent d'être signalés au premier rang (1). Il arriva souvent que les acteurs, chanteurs, danseurs et danseuses des grands théâtres publics furent appelés à prendre part à ces représentations en compagnie des princesses et des seigneurs du plus haut rang, improvisés volontairement artistes dramatiques.

Cette condescendance du grand monde vis-à-vis des comédiens, consolait momentanément ces derniers, du mépris que la société attachait alors à leur profession (2).

(1) Marie-Antoinette ne craignit pas de représenter à Trianon le personnage de Suzanne du Mariage de Figaro.

(2) Préjugé absurde dont quelques grands esprits surent s'affranchir. Rappelons que dans la société romaine, également injuste envers les comédiens, Cicéron honora Roscius de son estime et de son amitié.

FIN DU PREMIER CHAPITRE.

101

DESACIDIFIE
à SABLE : 1994

www.ingramcontent.com/pod-product-compliance
Ingram Content Group UK Ltd.
Pitfield, Milton Keynes, MK11 3LW, UK
UKHW021627260726
13994UKWH00003B/1110

9 782329 425245